Iris Therese Lins

Vom Garten auf die Haut

Nachhaltige Pflegeprodukte aus Lebensmitteln

READ GLOBAL BUY LOCAL

ISBN 978-3-99025-392-2

Layout: freya_art, Christina Diwold
Lektorat: Barbara Schöberl, Dorothea Forster
Fotos: Dietmar Mathies, Andy Sillaber, Caroline Winkler, Peter Raider, Reinold Lins, Petra Fischer, Sabrina Zerlauth
weiteres Bildmaterial siehe S. 175
Illustrationen: Christina Diwold

printed in EU

Anmerkung: Alle in diesem Text enthaltenen Anregungen, Beschreibungen, Tipps und Rezepte wurden mit großer Sorgfalt zusammengestellt und getestet. Dennoch kann aufgrund unterschiedlicher Rohstoffe, Ausgangsbedingungen und individueller Befindlichkeiten nicht garantiert werden, dass die Informationen auf Ihre Situation zutreffen. Daher kann keinerlei Haftung für etwaige Schäden oder Nachteile übernommen werden, die aus der Verwendung der in diesem Text angebotenen Informationen resultieren.

Wichtig: Bei Kindern, Schwangeren und Kranken sind die besonderen Umstände zu berücksichtigen und Anwendungen entsprechend anzupassen oder abzuklären.

IRIS THERESE LINS

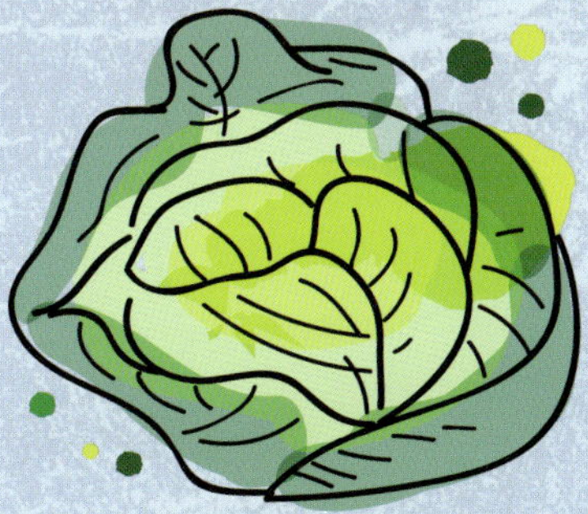

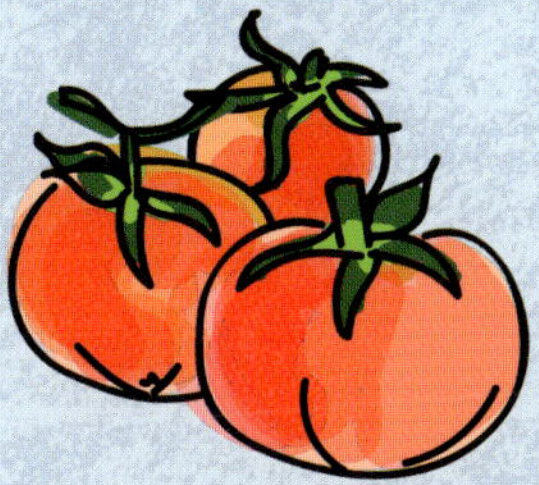

Vom Garten auf die Haut

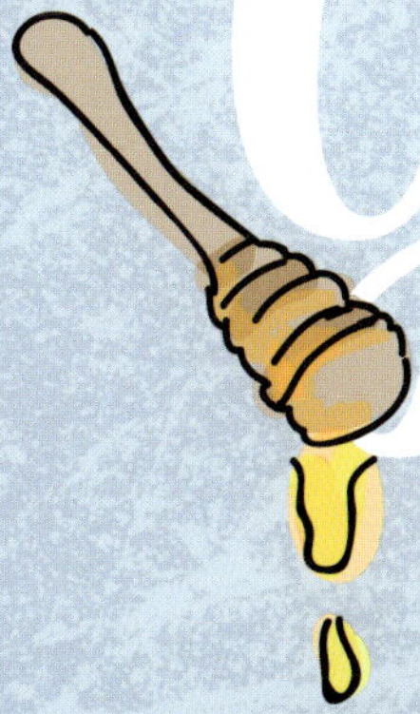

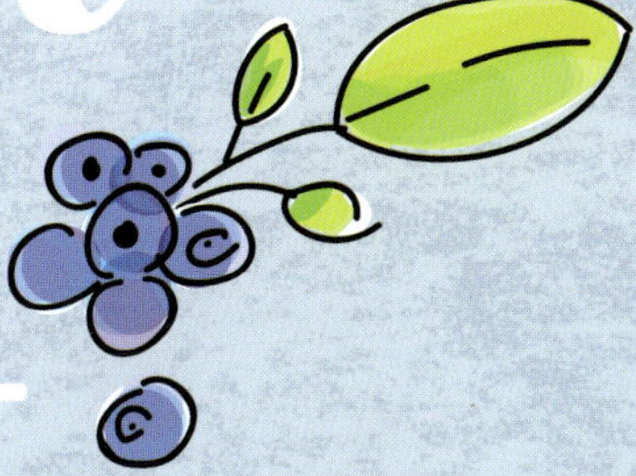

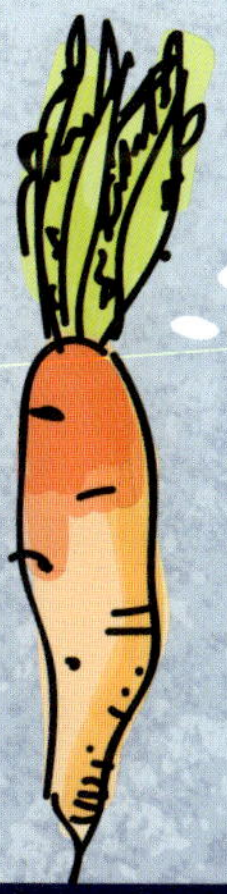

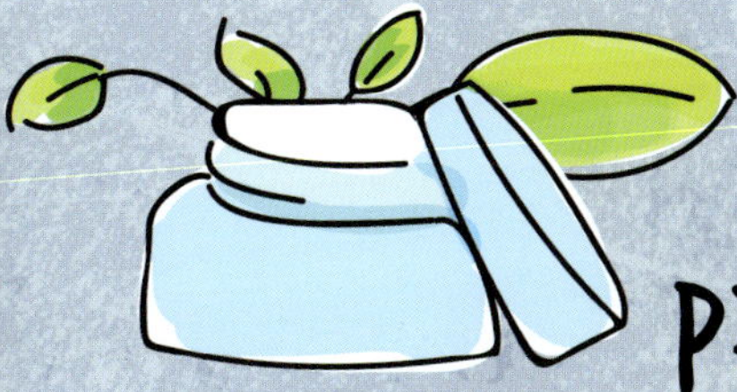

NACHHALTIGE PFLEGEPRODUKTE AUS LEBENSMITTELN

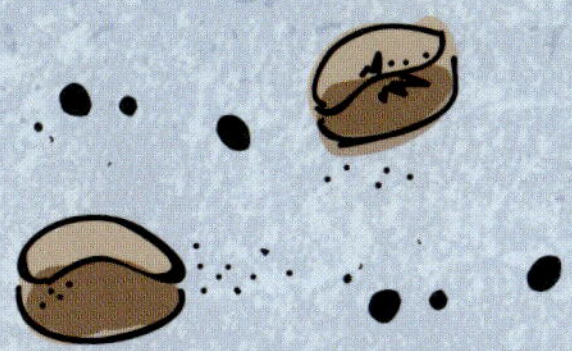

freya

INHALT

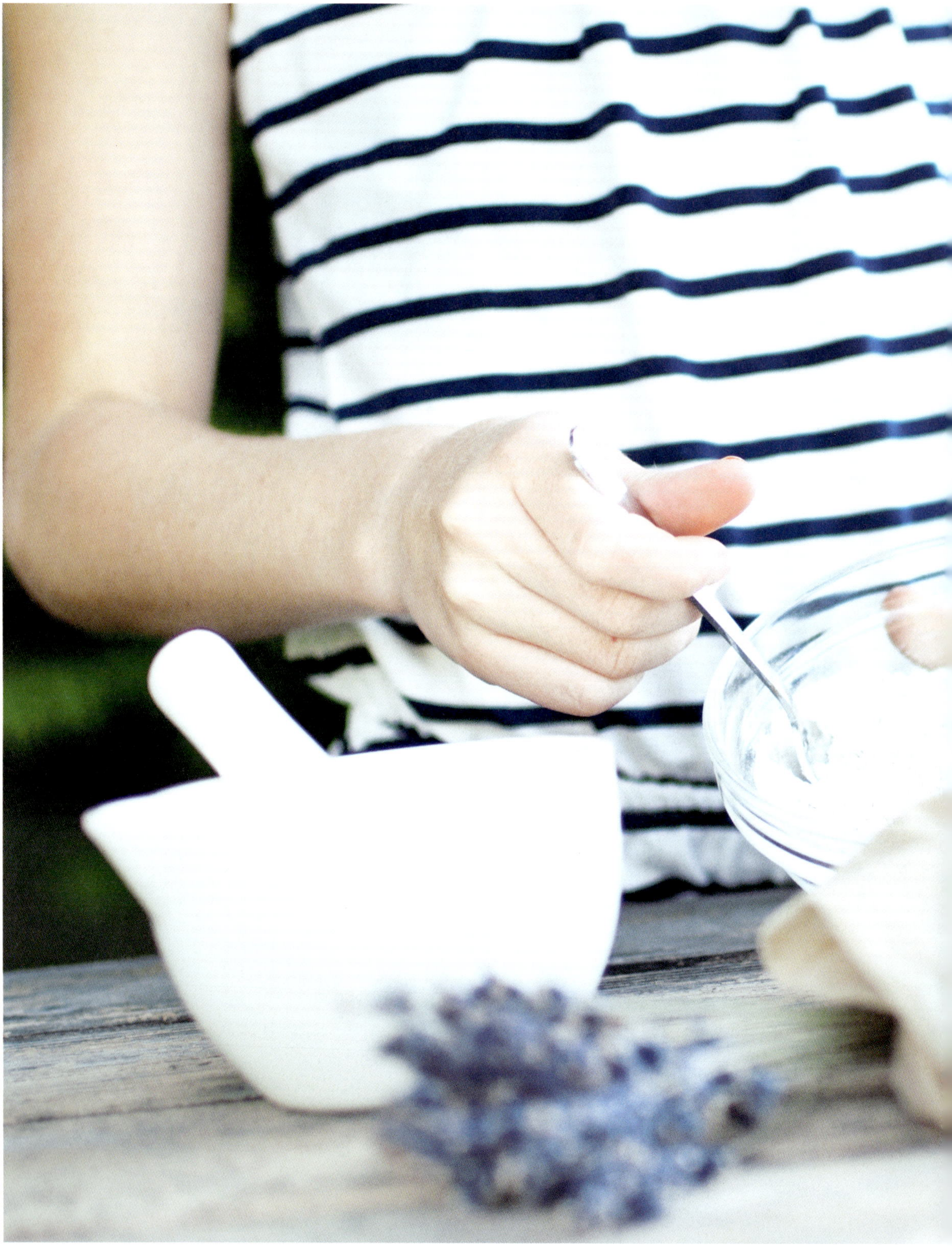

Vom Garten auf die Haut

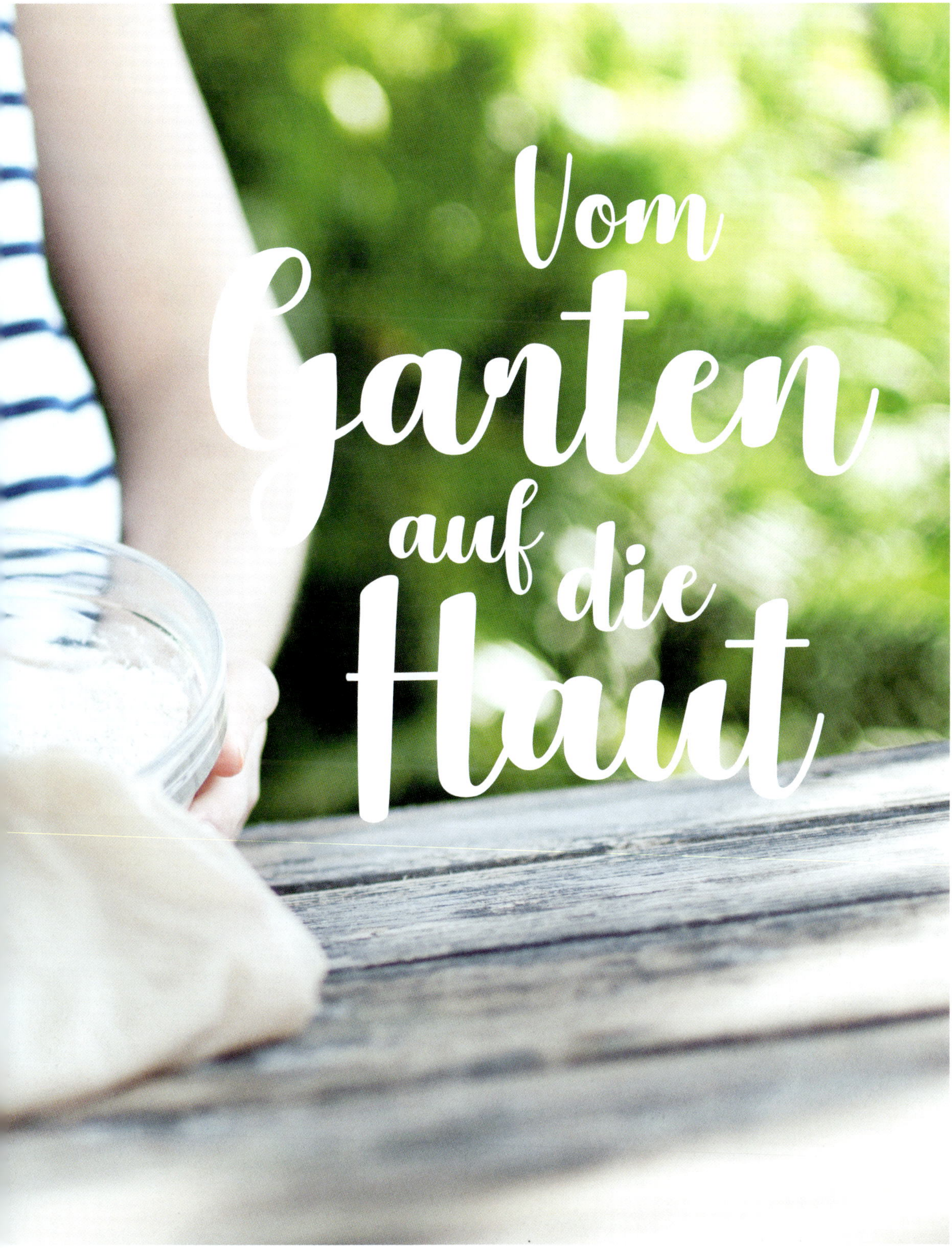

Dieses Buch ist kein politisches Buch. Dennoch wünsche ich mir, dass wir nachhaltiger mit unserer Welt umgehen, respektvoller. Gleichzeitig merke ich auch, wie rundherum die Menschen immer gestresster sind, in dem Versuch korrekt zu sein, allen Anforderungen – und heutzutage sind das ja nicht wenige – gerecht zu werden.

Einleitung

Naturkosmetik bedeutet für mich, dass ich meine Haut mit natürlichen Mitteln pflegen will. Ich weiß, dass das keine fachlich korrekte Definition für den Begriff Naturkosmetik ist. Leider. Denn wenn es so wäre, bräuchten wir nicht so viele Beschreibungen, Deklarationen oder Handy-Apps, die uns sagen, ob in einem Produkt, das auf der Verpackung mit „Naturkosmetik" wirbt, auch wirklich Natur pur drinnen ist.

Schon als junges Mädchen mischte und rührte ich Lebensmittel zusammen, um zu schauen, was passiert, wenn ich solche Sachen ins Gesicht schmiere oder mich damit versuche zu peelen. Mit 10 Jahren habe ich meine erste Lippenpflege gerührt – damals unwissentlich nicht nur mit vorteilhaften Zutaten. Die Tsatsiki-Maske ohne Knoblauch war ab 14 eine regelmäßige Begleiterin in den Sommermonaten, wenn ich die Sonnencreme mal wieder vergessen hatte, und Honig ist in den letzten Jahren einer meiner liebsten und treuesten Begleiter geworden. Er ist für mich so eine Art Notfall-Tropfen für die Haut.

Dieses Buch ist kein politisches Buch. Dennoch wünsche ich mir, dass wir nachhaltiger mit unserer Welt umgehen, respektvoller. Gleichzeitig merke ich auch, wie rundherum die Menschen immer gestresster sind, in dem Versuch korrekt zu sein, allen Anforderungen – und heutzutage sind das ja nicht wenige – gerecht zu werden. Und bei manchen kommt dann schon eine gewisse Resignation auf. Die Frage ist, ob wir es in bestimmten Lebensbereichen nicht mit mehr Freude und Kreativität, vielleicht auch noch mit einem Hauch von Sinnlichkeit angehen könnten. Ausprobieren und selbst sehen, was passiert, wenn wir Tomate mit Mehl mischen oder Natron ins Himbeerpüree rühren. Das nehmen, was noch im Küchenschrank ist, und uns nicht verrückt machen, weil ein Rezept „nicht korrekt“ umgesetzt wurde. Einfach tun. Mit Freude an der Sache.

Da ich überwiegend eine pragmatische Herangehensweise habe, finde ich manche Rezepte in Naturkosmetikbüchern sehr komplex, was die Zutaten anbelangt – besonders wenn es mal rasch gehen soll. Ab und zu rühre ich auch kompliziertere Cremes oder verwende teurere Öle. Dennoch: Ich mag es einfach und natürlich. Einerseits bedeutet das, nicht in vier verschiedene Geschäfte zu fahren – oder drei verschiedene Onlineshops darum zu bemühen. Andererseits – im Zeitalter von Zero-Waste – finde ich es eine gute Lösung, Lebensmittelreste, wie den Anschnitt der Gurke, die 2 überreifen Cocktailtomaten, die keiner mehr essen mag, oder den Inhalt des fast leeren Honigglases noch zu verwerten. Für mich ist es immer wieder erstaunlich, was sich aus solchen Resten alles zaubern lässt. Diese „Magie“, die wir alle in unserer Küche zu Hause vollbringen können, gibt uns ein gutes Gefühl und lässt uns strahlen. Und manchmal gibt es bei uns zu Hause auch „alchemistische Momente“ – das sind die Momente, in denen es dann eben magischer wird, weil die Rezepte aufwendiger sind.

Dieser *Vom-Garten-auf-die-Haut-Ansatz* ist nicht nur kinderleicht, sondern Kinder und Jugendliche lieben sie auch: Meine Nichte Sarah hat bereits erste Experimente mit konventioneller Kosmetik gemacht – als das nicht so optimale Ergebnis sich im Gesicht sprichwörtlich abzeichnete, haben wir gemeinsam eine Obst-Honig-Alternative ausprobiert. Sie war zufrieden – und das gemeinsame Mischen konnte sie begeistern.

Und ja, ich habe die verdrehten Augen von Teenagern vor mir, wenn sie mich mal wieder fragen, was sie gegen einen unliebsamen Pickel tun können, wenn sie abends auf eine Party gehen. Von mir werden dann „alchemistische Spontan-Wunderleistungen" erwartet und meine Aufforderung: „Mach Honig drauf" ist dann nicht immer das, was sie gerne hören möchten. Es ist halt so: Zaubern kann ich nicht …

Apropos Kinder und Teenager: Gerade im Zeitalter von Greta Thunberg und streikenden SchülerInnen sind wir in unserer Vorbildwirkung noch viel mehr gefordert: Die Rezepte sollen auch die Möglichkeit für einen freudvollen Einstieg ins Thema sein. Junge Menschen sind offen fürs Experimentieren, sie haben eine ganz natürliche Kreativität und Abenteuerlust. Vom Ernten, Sammeln bis zur eigenen Rezeptkreation – es ist ganz einfach, mit alltäglichen Zutaten eine Spielwiese für dieses Thema zu schaffen. Hier hat jedes Kind und jeder Jugendliche seinen Platz – von der Resteverwertung bis über innovative Rezepte – es ist für alle was dabei.

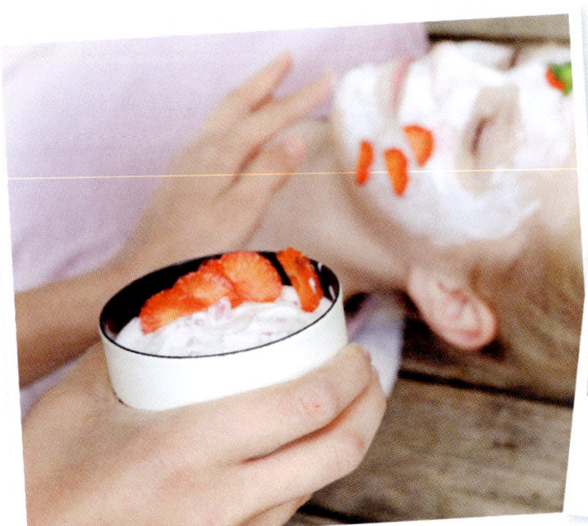

ERDBEEREN IM GESICHT …

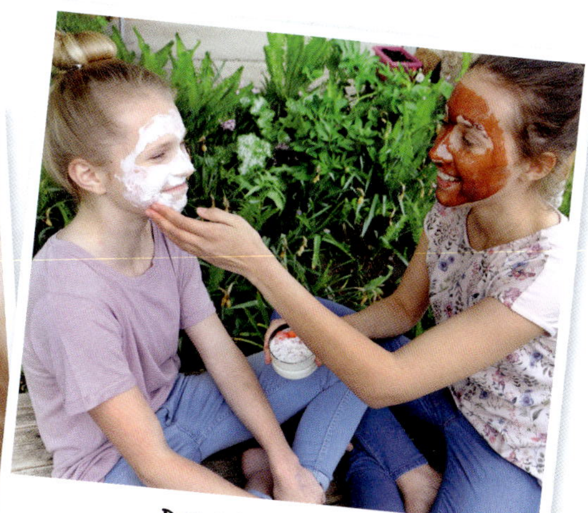

… BEI EINEM WELLNESS-NACHMITTAG IM GARTEN ;)

Die Wellness-Idee siehe Seite 168!

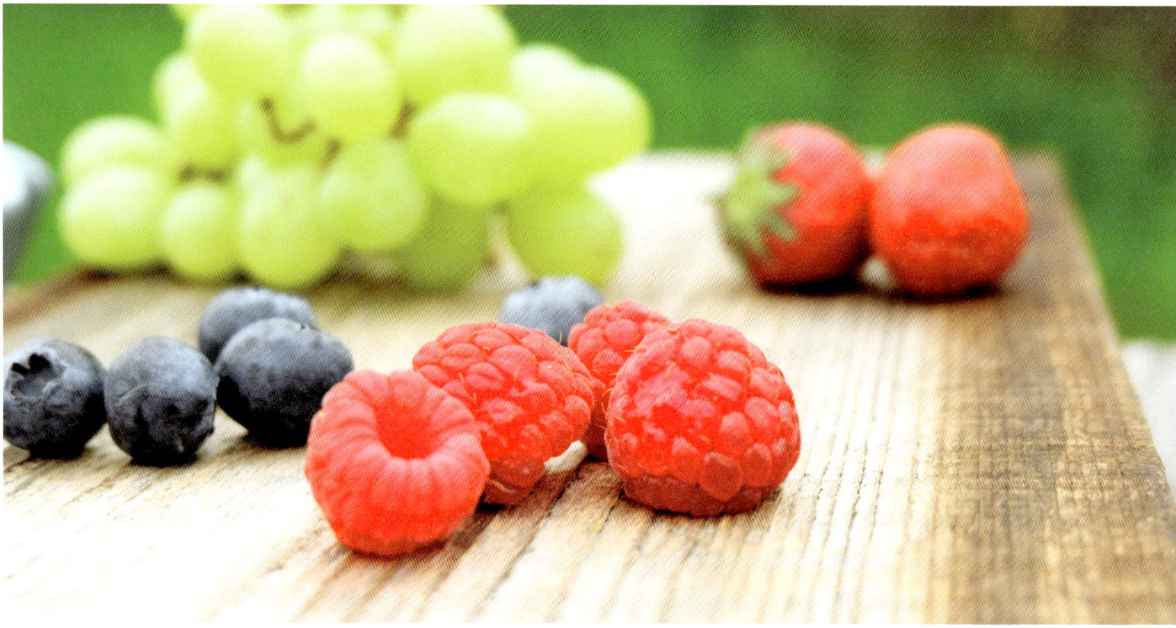

Und noch was: Die Zutaten sollen nach Möglichkeit saisonal und regional sein. Wenn ich die Himbeeren aus Nachbars Garten auch im Winter haben will, nehme ich mir eine Handvoll, püriere sie und friere sie in Eiswürfelförmchen ein. Ich bin ein Bio-Fan – ich weiß, dass Bio im wahrsten Sinne des Wortes nicht überall das Gelbe vom Ei ist – allerdings finde ich, dass es schon mal ein Anfang ist. Wenn es die Möglichkeit gibt, Demeter-Produkte zu kaufen, ist für mich klar, wo es langgeht.

Die Frage stellt sich, warum immer mehr Menschen – überwiegend Frauen – sich für selbst gemachte Hautpflege interessieren und Kurse in diesem Segment so stark boomen. Einerseits ist es sicher der Wunsch, etwas selbst zu tun und individuelle und nachhaltige Körperpflege zu betreiben. Andererseits gibt es immer mehr Unverträglichkeiten oder Allergien. Die Theorien sind vielfältig. Oft höre ich, dass die Unverträglichkeiten halt eine Modeerscheinung wären. Allerdings ist das nur die halbe Wahrheit: Wenn jemand vor 10 Jahren Milchprodukte oder Weizen gut vertragen und heute Probleme hat, muss auch berücksichtigt werden, dass Milch und Weizen vor 10 oder 20 Jahren nicht mit Milch und Weizen von heute verglichen werden können. Die Zusammensetzungen und Inhaltsstoffe sind andere: Kühe bekommen anderes Futter und das Weizensaatgut ist auch ein anderes als damals, da es immer noch resistenter, leistungsfähiger und ergiebiger sein muss.

Ist die Sehnsucht nach Ursprünglichkeit und Natürlichkeit, „Zurück zum Ursprung“, „Natur pur“, „Bio“, etwa die Lösung zu mehr Gesundheit, Widerstandsfähigkeit, Vitalität und Lebensfreude?

Als Kräuterliebhaberin gehört es für mich dazu, dass ich selten Rezepte ohne irgendwelche Heilpflanzen mische. Je nach Jahreszeit sind sie frisch oder getrocknet, und die Verwendung ist entscheidend dafür, ob ich sie nur klein schneide oder vielleicht getrocknete Kräuter pulverisiere. Wenn es rasch gehen muss, greife ich in die Gewürzschublade, schaue, was ich habe, und nehme das, was mir am geeignetsten erscheint.

HALTBARKEIT

Der Vorteil von Obst, Gemüse, Kräutern, Mehlen, Flocken und Gewürzen auf der Haut ist, dass wir wissen, was wir drauftun. Wir können flexibel auf die Bedürfnisse unserer Haut reagieren.

Ein klarer Nachteil bei manchen Rezepten ist die Haltbarkeit: Manche Dinge verderben rasch und bestimmte Zutaten wachsen nur saisonal, dann muss man sich auf die Suche nach Alternativen machen. Einfach ausprobieren!

Wenn man schon ein wenig Erfahrungswerte gesammelt hat, macht das Mischen noch mehr Spaß: Wenn ich meine geliebte Honig-Apfel-Maske im Sommer mache und vielleicht noch gerne einen kühlenden Effekt haben möchte, dann mische ich einfach noch 1–2 Löffel Topfen (Quark) drunter. Habe ich vielleicht ein bisschen zu viel Sonne abbekommen, gebe ich noch 2 Tropfen Lavendelöl in den Honig. Mit ein bisschen Übung kommt die Kreativität ganz von selbst. Und wenn von der Sommervariante des Honig-Apfels mit Topfen (Quark) was übrig bleibt? – Einfach zum Nachtisch genießen!

WICHTIG:

Wenn mit Obst und Gemüse gearbeitet wird, kann es sein, dass bei den Rezepturen die Mengen abzuändern sind, weil die Zutaten sich unterschiedlich verhalten. Beispielsweise ist eine Tomate mehr oder weniger wässrig oder die Trauben sind schon etwas schrumpelig und haben dadurch weniger Wasseranteil. In so einem Fall einfach individuell die Mengen einzelner Zutaten nach gewünschter Konsistenz verändern. Wenn nichts mehr hilft, weil alles zu flüssig ist – Mehl hilft (fast) immer. Und ein spaßiger Geselle ist Honig – ist er auch noch so kristallin, wenn er einmal eingerührt ist, schafft er es einfach immer, die Konsistenz deutlich zu verdünnen!

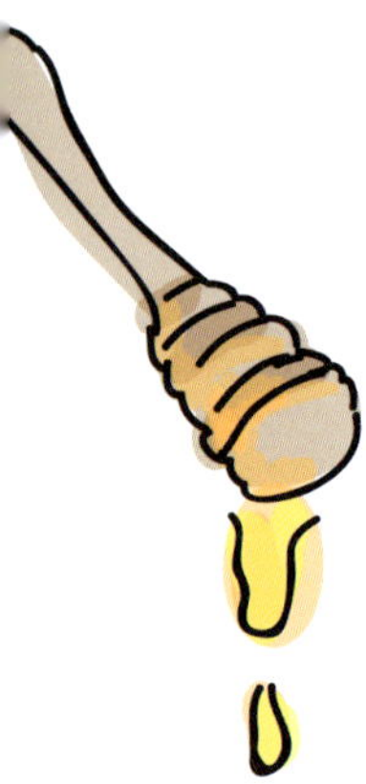

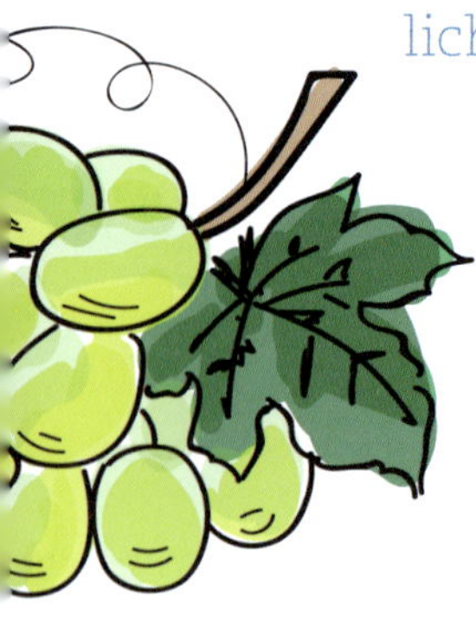

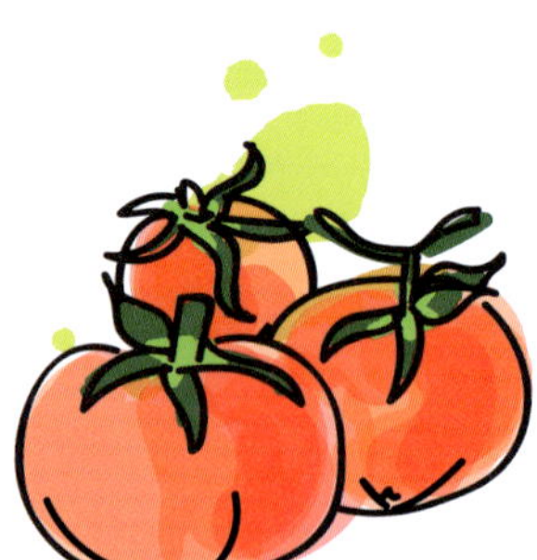

FACTBOX

ANWENDUNG IM GESICHT

Bei Masken, Reinigungen, Peelings usw. im Gesicht gilt immer: Augen und Mund aussparen. Allerdings kann nach Lust und Laune auch der Hals miteinbezogen werden.

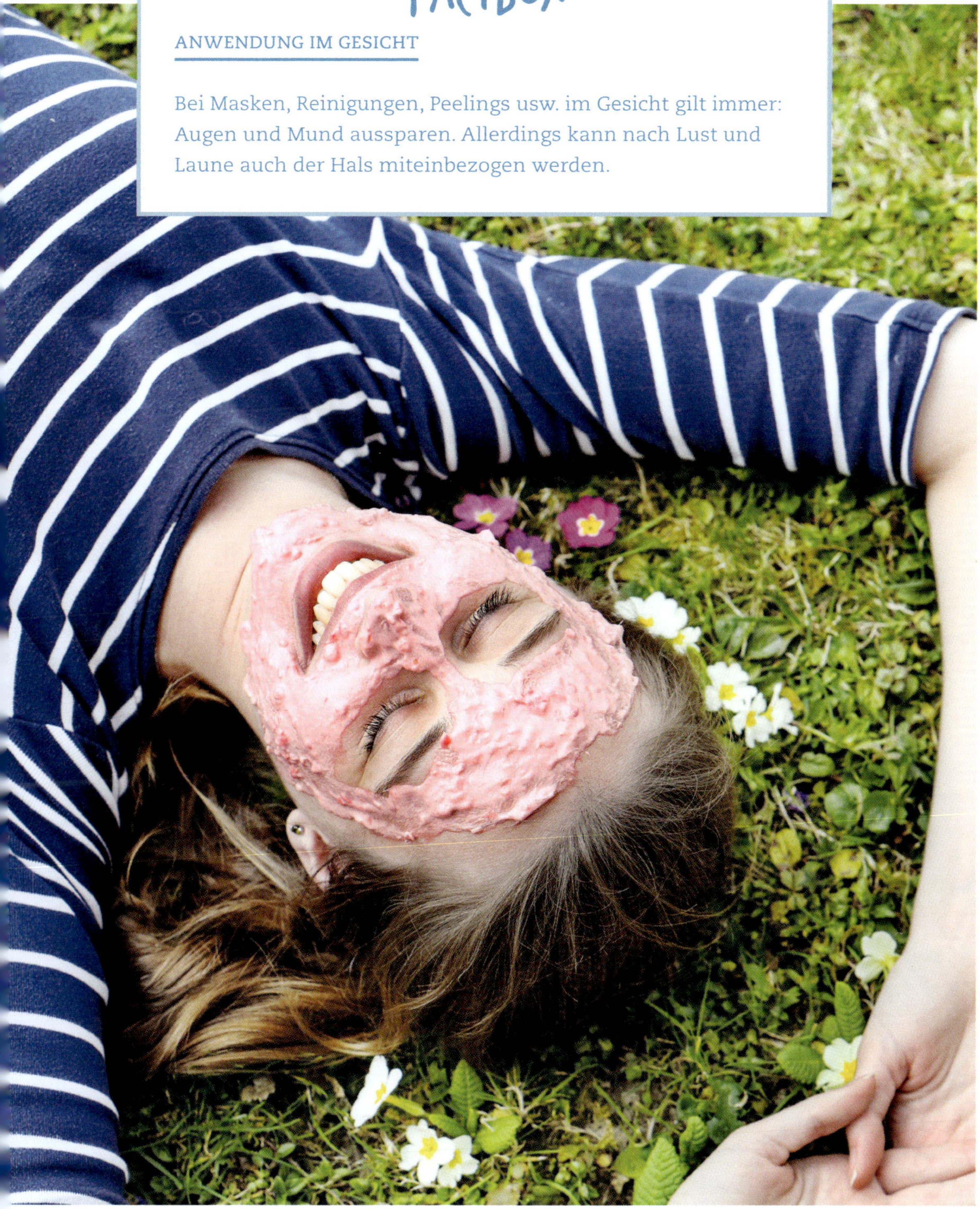

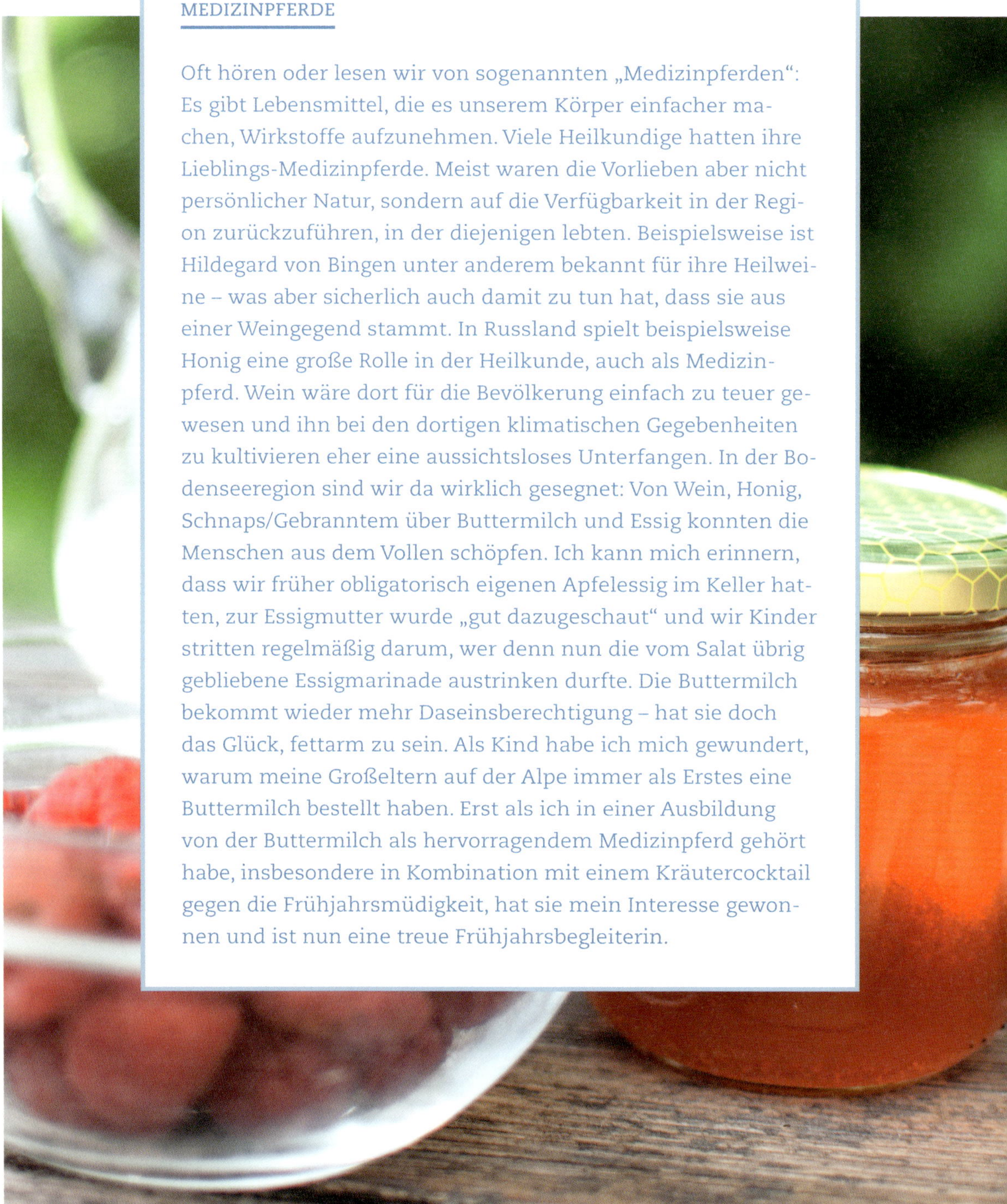

FACTBOX

MEDIZINPFERDE

Oft hören oder lesen wir von sogenannten „Medizinpferden“: Es gibt Lebensmittel, die es unserem Körper einfacher machen, Wirkstoffe aufzunehmen. Viele Heilkundige hatten ihre Lieblings-Medizinpferde. Meist waren die Vorlieben aber nicht persönlicher Natur, sondern auf die Verfügbarkeit in der Region zurückzuführen, in der diejenigen lebten. Beispielsweise ist Hildegard von Bingen unter anderem bekannt für ihre Heilweine – was aber sicherlich auch damit zu tun hat, dass sie aus einer Weingegend stammt. In Russland spielt beispielsweise Honig eine große Rolle in der Heilkunde, auch als Medizinpferd. Wein wäre dort für die Bevölkerung einfach zu teuer gewesen und ihn bei den dortigen klimatischen Gegebenheiten zu kultivieren eher eine aussichtsloses Unterfangen. In der Bodenseeregion sind wir da wirklich gesegnet: Von Wein, Honig, Schnaps/Gebranntem über Buttermilch und Essig konnten die Menschen aus dem Vollen schöpfen. Ich kann mich erinnern, dass wir früher obligatorisch eigenen Apfelessig im Keller hatten, zur Essigmutter wurde „gut dazugeschaut“ und wir Kinder stritten regelmäßig darum, wer denn nun die vom Salat übrig gebliebene Essigmarinade austrinken durfte. Die Buttermilch bekommt wieder mehr Daseinsberechtigung – hat sie doch das Glück, fettarm zu sein. Als Kind habe ich mich gewundert, warum meine Großeltern auf der Alpe immer als Erstes eine Buttermilch bestellt haben. Erst als ich in einer Ausbildung von der Buttermilch als hervorragendem Medizinpferd gehört habe, insbesondere in Kombination mit einem Kräutercocktail gegen die Frühjahrsmüdigkeit, hat sie mein Interesse gewonnen und ist nun eine treue Frühjahrsbegleiterin.

Grundlegendes & Basics

HIER FINDEST DU
BASIS-REZEPTE UND
WICHTIGES ZUR
VORBEREITUNG

19

BASIS-REZEPT

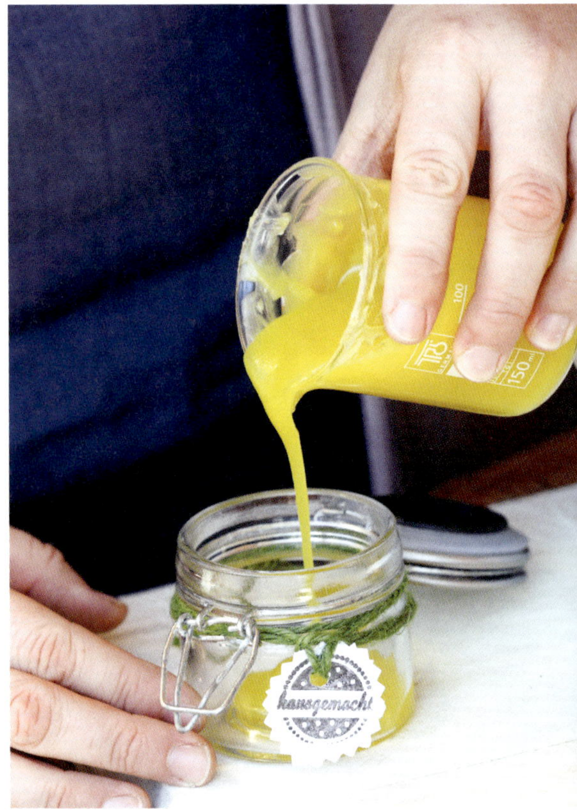

BALSAM

AM BEISPIEL RINGELBLUMENBALSAM

- *100 ml Öl (Olive, Distel etc. – das Öl muss erhitzbar sein bis ca. 65 Grad)*
- *10 g getrocknete Ringelblumenblüten und -blätter*
- *10 g Bienenwachs*
- *Sieb, Kochtopf, Salbentiegel, Kochlöffel, Etikett*

Zubereitung

1. Öl und zerkleinerte Ringelblumen im Topf auf knapp 65 Grad erwärmen und etwa 15 Minuten unter Rühren ausziehen.
2. Den Inhalt des Topfs durch ein Sieb mit Baumwolltuch (Stoffwindel, Geschirrtuch) abgießen, Rest leicht ausdrücken.
3. Das Öl wieder in den Topf geben. Das Bienenwachs im Öl schmelzen.
4. Wenn die Mischung etwas abgekühlt ist (max. 40 Grad), kann nach Wunsch noch ätherisches Öl dazugegeben werden.
5. In vorbereitete Döschen abfüllen, nur mit einem Küchenkrepp über Nacht zudecken und ausdampfen lassen und am nächsten Tag mit dem Deckel verschließen.

Jeder Salbentiegel bekommt ein Etikett, auf dem draufsteht, was drinnen ist!

—> TIPP

Aus dem Balsam wird eine Creme, indem zum öligen Balsam ein wässriger Anteil hinzugefügt wird. Der wässrige Anteil kann beispielsweise Tee oder ein Hydrolat sein. Dadurch wird die Creme leichter und wenn die Haut nach mehr Flüssigkeit verlangt, kann so auch individuell reagiert werden. Allerdings sinkt mit steigendem Wasseranteil die Haltbarkeit der Creme. Es gibt verschiedenste Zusatzstoffe – auch natürlichen Ursprungs –, die zur Haltbarkeit beitragen können (bspw. Vitamin E/Tocopherol oder ätherische Öle).

Wer das erste Mal eine Creme auf diese Weise rührt, kann auf 100 g Basissalbe 20 g Flüssigkeit mit dem Stabmixer untermischen. Soll noch eine Tinktur mit in die Creme, sind 5 % Tinktur im Verhältnis zur Basissalbe gut, um die Creme stabil zu halten.

Die Salbe soll schon cremig gerührt sein, eher zu fest als zu weich. Beide Teile sollen etwa Raumtemperatur haben. Den Wasseranteil nun langsam eingießen und mit dem Stabmixer untermischen. Kleine Mengen lassen sich auch mit einem Milchaufschäumer unterrühren. (Die Salbe muss dann allerdings cremig sein und nicht fest, da der Schäumer es sonst nicht gut verrührt.)

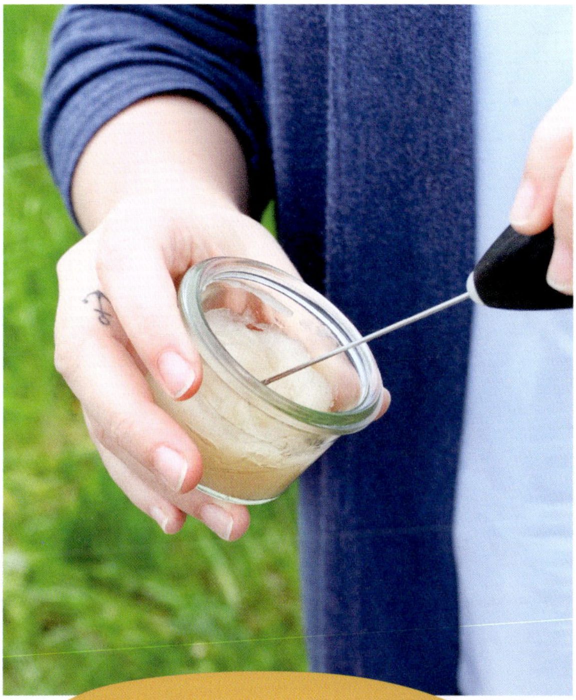

HINWEIS
Bei frischen Pflanzen wird die doppelte bis dreifache Menge des Pflanzenguts verwendet.

BASIS-REZEPT

LIPPENPFLEGE

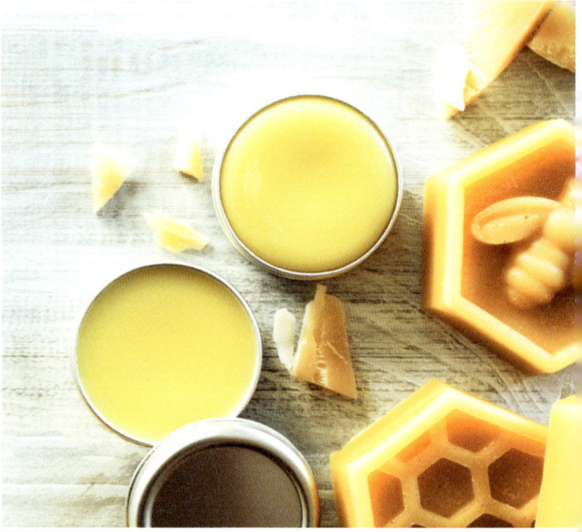

- *100 ml Öl*
- *25 g Bienenwachs*
- *15 g Zitronenmelisse*
- *Sieb, Kochtopf, Salbentiegel, Kochlöffel, Etikett*

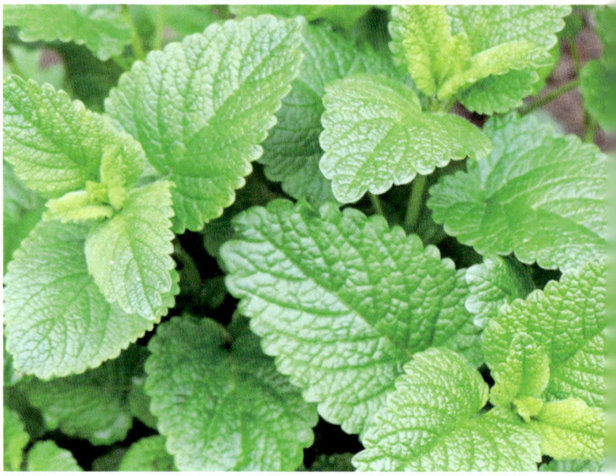

Zubereitung

1. Öl und zerkleinerte Zitronenmelisse im Topf bis ca. 70 Grad erwärmen und ca. 30 Minuten unter Rühren ausziehen.
2. Die Heilpflanze durch ein Sieb (evtl. mit sauberem Baumwolltuch) abgießen.
3. Anschließend das Öl wieder in den Topf geben und das Bienenwachs darin schmelzen.
4. Wenn die Mischung abgekühlt ist (40 Grad), kann nach Wunsch noch ätherisches Öl dazugegeben werden. Am besten beim Kauf der Öle über Dosierung und Handhabung informieren.
5. In vorbereitete SAUBERE Döschen abfüllen, mit Küchentuch zudecken, ausdampfen lassen und danach gut verschließen.

Anstatt Zitronenmelisse können auch andere Heilpflanzen verwendet werden.

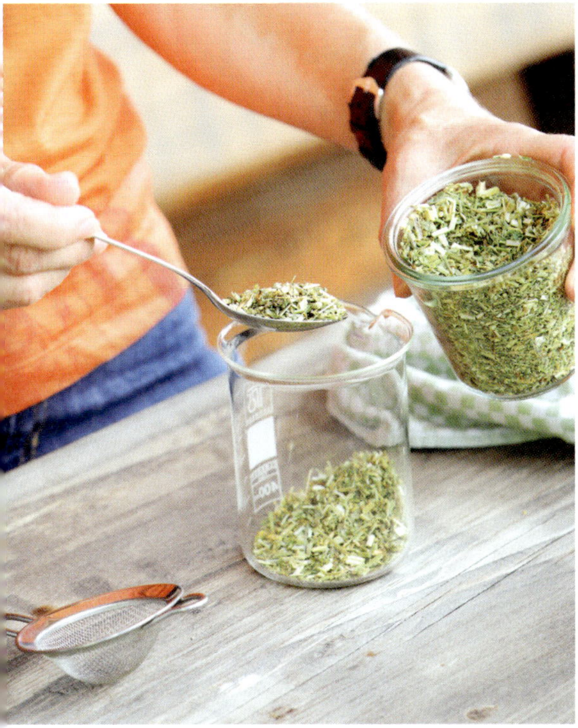

BASIS-REZEPT

TEE-ZUBEREITUNG

Je nach Teesorte und Anwendung gibt es unterschiedliche Zubereitungsarten. Allerdings kann mit ein paar Grundregeln ganz einfach guter Tee zubereitet werden.

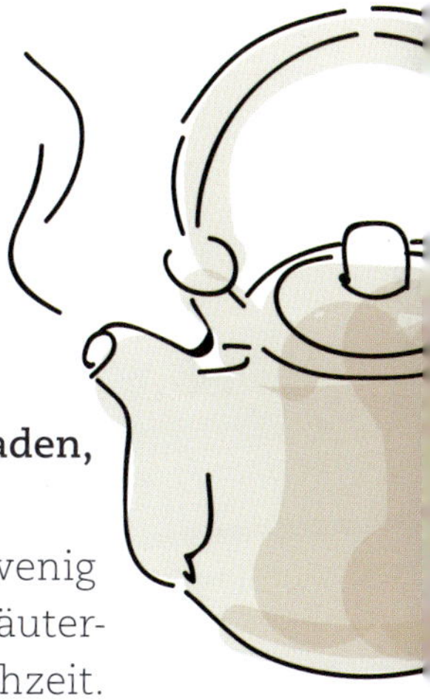

Tee – zum Trinken

1. 250 ml Wasser zum Kochen bringen und dann 1 TL getrocknete Kräuter damit übergießen, mit einem Deckel oder einer Untertasse zudecken und für gut 5 Minuten ziehen lassen.
2. Nach der Ziehzeit das Kondenswasser vom Deckel in die Tasse abklopfen: Ätherisches Öl = Geschmack – steigt auf und sammelt sich im Deckel.

Tee – äußerlich – zum Baden, für Kompressen usw.

1. Hier darf es ruhig ein wenig mehr sein – von der Kräutermenge und von der Ziehzeit.
2. Für Kompressen nehme ich da schon mal die 2- bis 3-fache Menge an Kräutern.
3. Wenn wir uns die Gerbstoffe zunutze machen wollen, ganz einfach den Tee für 10–15 Minuten ziehen lassen. Beispielsweise wenn wir eine zusammenziehende Wirkung erzielen möchten.

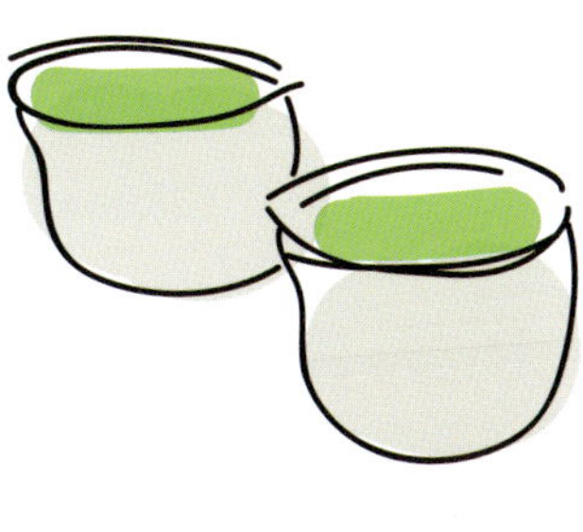

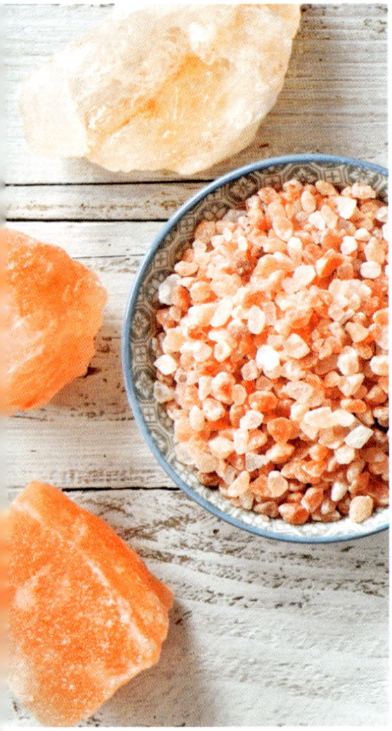

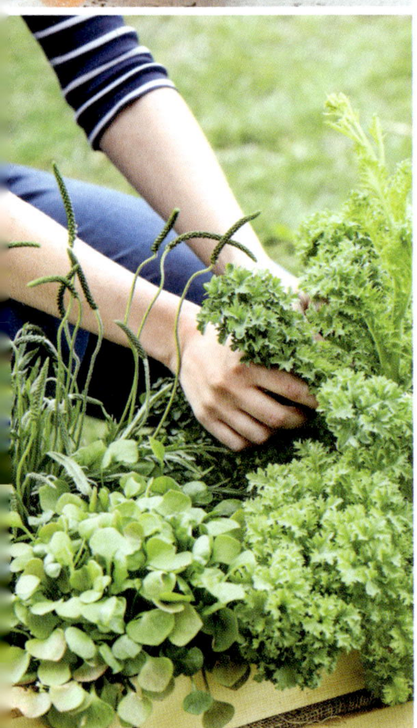

SALZ

In einigen Rezepten wird auch Salz verwendet. Oft werde ich gefragt, welches Salz ich nutze. Mittlerweile gibt es bei uns zu Hause Steinsalz oder Bergsalz. Das Thema Plastik und Meersalz ist einfach nicht mehr zu ignorieren. Und wenn wir im deutschsprachigen Raum schon in relativ naher Umgebung eigenes Salz haben und damit auch noch die regionale Wertschöpfung unterstützen können, ist das meine erste Wahl.

VON AUTARKIE UND SELBSTVERSORGUNG

Immer mehr Menschen interessieren sich für ein Leben als Selbstversorger. Wenn man einen bestimmten Lebensstil gewohnt ist, ist das eine sportliche Herausforderung. Wir leben nicht als Selbstversorger, dennoch schau ich in bestimmten Lebensbereichen des Alltags, so unabhängig wie möglich zu sein. Würde es bestimmte Badezimmer-Produkte nicht mehr geben, würde es mir vermutlich nicht einmal auffallen. Wir sind in so vielen Dingen mittlerweile von äußeren Gegebenheiten abhängig, dass ich es ganz entspannend finde, in manchen Aspekten spontan selbst entscheiden zu können. Und wenn wir mit den Jahreszeiten gehen, können wir aus einer großen Vielfalt schöpfen. Wie es im Leben so ist: Auch bei uns zu Hause ist das immer noch ein großes Übungsfeld und wir sind gefühlt noch weit weg von Perfektion. Aber wir bleiben dran.

ANTIOXIDANTIEN

sind so etwas wie ein „Anti-Rost-Mittel“, sie verhindern die Oxidation. Wenn Metall oxidiert, rostet es. Bei uns äußert es sich beispielsweise in Form von Alterungsprozessen oder Krankheiten. Solche Antioxidantien kommen auch in verschiedenster Form in der Natur vor – bspw. in sekundären Pflanzenstoffen, wie etwa in den Carotinoiden (siehe Tomaten und Karotten).

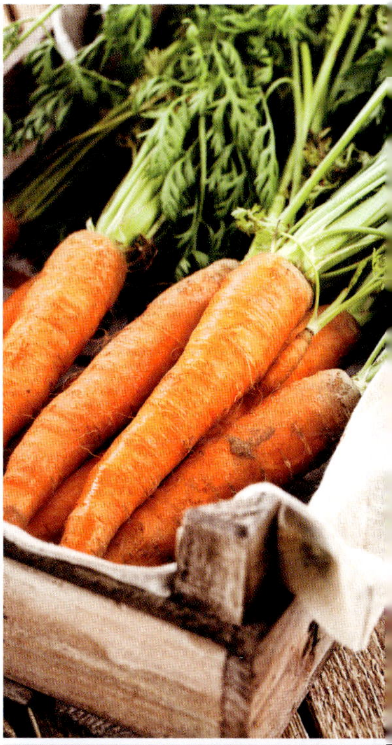

PEELINGS

In Seminaren erzählen die TeilnehmerInnen oft über ihre Erfahrung mit selbst gemachten Peelings – und oft auch von den nicht so schönen Ergebnissen. Beispielsweise wenn sie sich mit grobem Zucker oder Salz ordentlich das Gesicht abgerieben haben. Je zarter die Haut, desto zarter soll auch die Körnung sein. Feines Mehl oder Mohn (ganze Samen) sind für das Gesicht in Ordnung. Grobes Salz und grober Zucker gehören eher in Richtung Füße/Hornhaut. Kaffeesatz, Mehle sowie feine Salze und Zucker können gut für den Körper verwendet werden.

Ich mache gerne Öl-Peelings, weil ich dann das Eincremen auch gleich erledigt habe. Die Haut ist so gut feucht/nass und das Öl kann seine pflegende Wirkung entfalten.

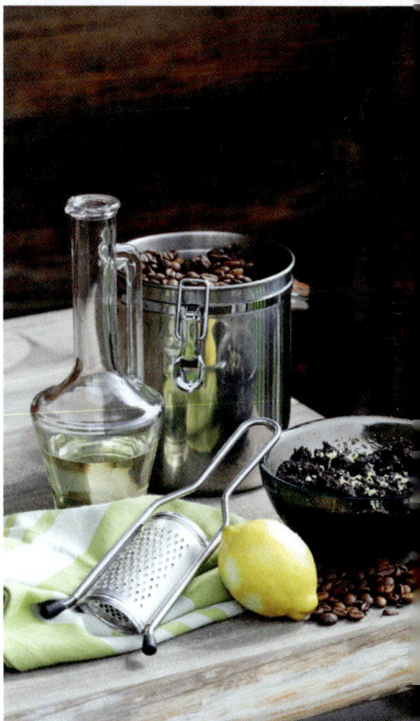

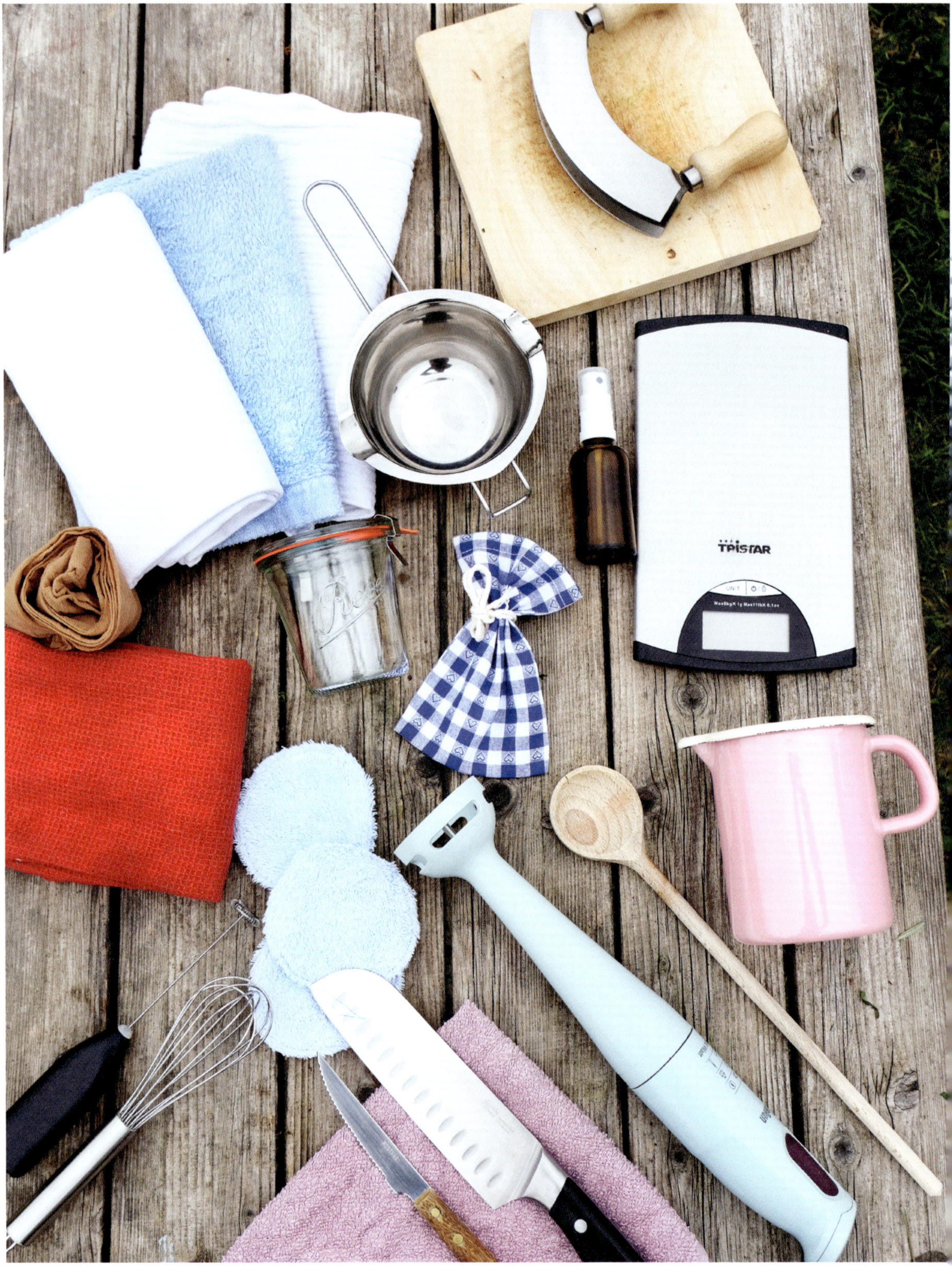
TRISTAR

Grundausstattung

- Geschirrtücher
- Stoffwindeln aus Bio-Baumwolle
- Alte Handtücher
- Selbst gemachte Augenpads aus Handtuch und Baumwolle (Anleitung siehe Seite 172).
- Kleines Handtuch für Kompressen
- Baumwolltuch
- Strumpfhose
- Baumwollsäckchen für Mehle zum Baden
- Kleiner Schneebesen
- Holzkochlöffel
- Kleine Schälchen
- Stabmixer
- Milchaufschäumer
- Gläser mit Verschluss
- Sprühflasche
- Waage
- Kochtöpfchen
- Kräuterwiege + Brettchen
- Messer

Die Rezepte und Ideen auf den folgenden Seiten sollen auch zum Selbermischen und Ausprobieren animieren. Nur weil vielleicht kein Rezept mit Tomate & Kakao dabei ist, soll es nicht heißen, dass das nicht eine lässige Combo sein kann …

Und genauso wie die Kräuterfrauen ihre Lieblinge unter den Heilpflanzen haben, haben Köche beispielsweise ihre Lieblinge unter den Mehlen und Ölen. Einfach mit den Zutaten beginnen, die vertraut sind – oder im Küchenschrank ein einsames Dasein fristen und noch gut sind, aber endlich mal aufgebraucht werden sollten.

Also: Mutig sein – ausprobieren und schauen, was dabei rauskommt!
Ich hoffe, ein strahlendes Gesicht!

Rezepte

MIT ZUTATEN AUS
KÜCHE UND GARTEN

los geht's!

29

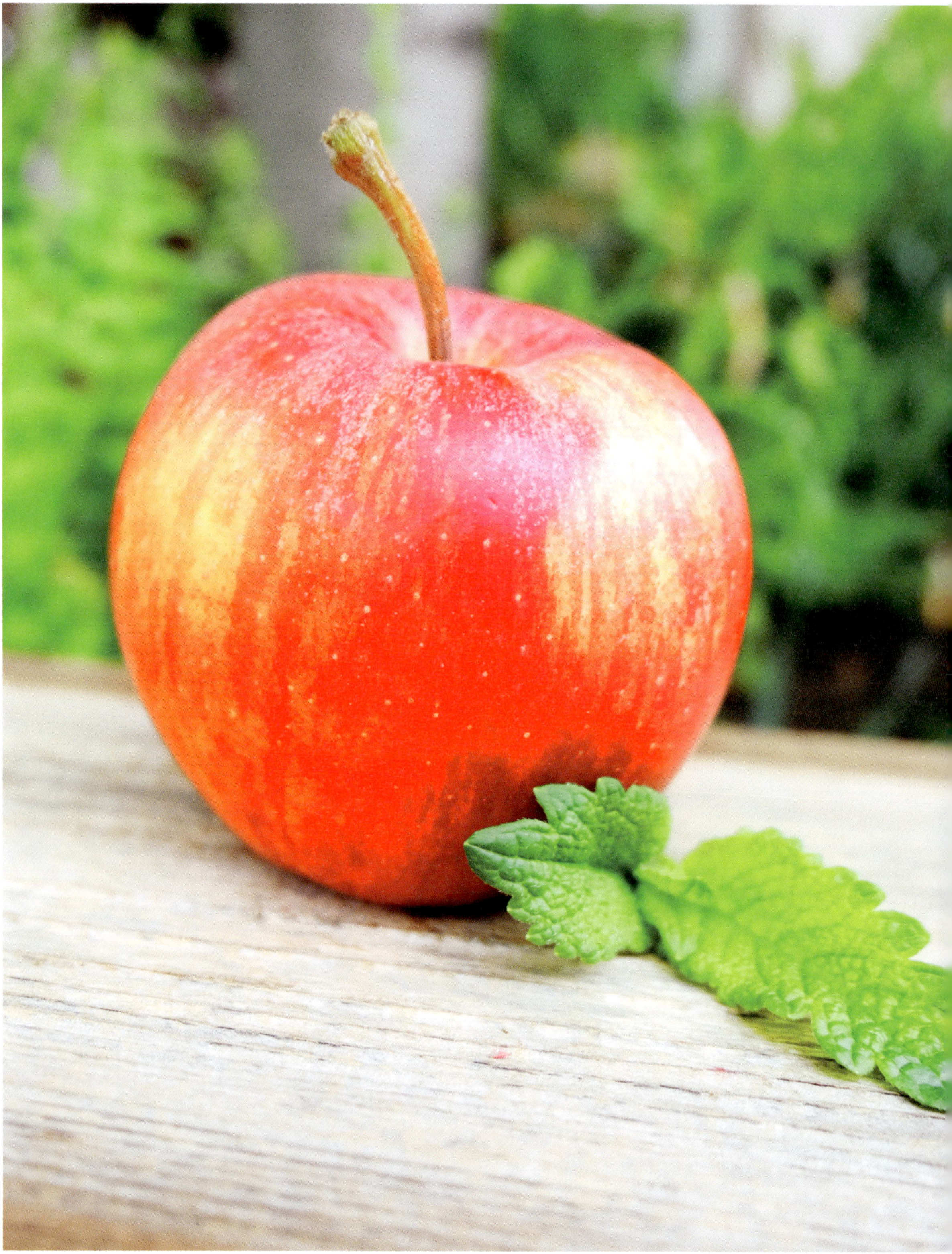

Apfel

Wenn ich an Äpfel denke, kommen mir die Sommernachmittage im großelterlichen Garten in den Sinn: Wenn der Opa einen rotbackigen Apfel vom Baum pflückte und sich mit uns in den Schatten setzte, sein altes Taschenmesser zückte und uns „Öpfelschnitzle“ machte. Wir Enkelkinder warteten dann geduldig, wenn er reihum die Apfelstücke verteilte.

Noch heute ist es so, dass wir, wenn wir gefragt werden, ob wir einen Apfel mögen, vielleicht schon mal kurz die Nase rümpfen, weil wir eher Lust auf ein paar Himbeeren oder Marillen hätten. Wenn uns der Apfel dann in nostalgischer Manier in Apfelschnitzen kredenzt wird, greifen wir doch zu. Es war einfach ein schönes Ritual. Mit meinen Nichten und Neffen war es dann der Apfelschalen-Tee: Mit der kleinen Apfelschälmaschine schälten die Kinder die Früchte. Die Schale haben wir mit Zimt und Honig zu einem „heißen Apfel“ gekocht. Dieses Getränk schmeckt sehr gut und wirkt gerade im Winter wärmend. Mein Neffe Nico war als Kleinkind ein riesiger Apfel-Fan: Mit ihm habe ich erlebt, dass ein Kind eine Süßigkeit zurückgibt im Tausch für einen Apfel.

Bei uns gehört der Apfel einfach in jeden Obstkorb – und im Gegensatz zu anderen Obstsorten kennt ihn jedes Kind. Mittlerweile wird mit großen Anstrengungen versucht, alte Sorten zu kultivieren, und auch in der Gastronomie wird großer Wert auf regionale Apfelsorten gelegt.

Bereits unsere keltischen Vorfahren kultivierten Äpfel – sie waren neben Hagebutten und Vogelbeeren ein unentbehrliches Lebensmittel, um dem sogenannten „Scharbock", Skorbut durch Vitamin-C-Mangel, zu entkommen. Äpfel wuchsen üppig, waren gut lagerfähig und deshalb eine der wenigen Vitaminquellen im Winter. Sie galten als Zeichen für Lebenskraft und Liebe, weshalb sie verschiedensten Fruchtbarkeitsgöttinnen und -göttern geweiht wurden. Erst die Christianisierung machte den Apfel zur „verbotenen Frucht". Aber vielleicht fiel er auch deshalb in Ungnade, weil ihm eine sinnlich-aphrodisierende Wirkung nachgesagt wird …

Er hat an die 300 Bio-Substanzen, darunter Gerbstoffe, Pektin, Mineralstoffe, wie Kalium, Kalzium, Magnesium und Phosphor, ätherische Öle und außerdem Vitamin B und C. Unsere Großmütter verwendeten die kleinen grünen Äpfelchen, die im Frühling vom Baum fielen, um Marmelade einzudicken, da diese frühen Früchte viel Pektin enthalten. Heute ist es in Pulverform erhältlich und findet wieder vermehrt Anwendung in der regionalen Küche. Viele wissen um die verdauungsfördernde Wirkung von Äpfeln – auch das ist quasi eine „erwünschte Nebenwirkung" des Pektins.

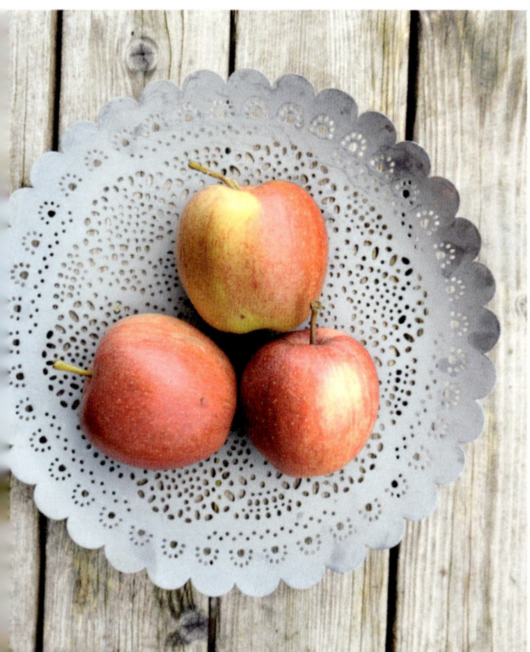

Da der Apfel sehr ballaststoffreich ist, unterstützt er die Darmreinigung und beeinflusst unseren Cholesterinspiegel positiv.

Was ich an dieser Stelle sicherheitshalber einfach noch einmal erwähnen möchte: Die Schale ist ein wichtiger Bestandteil des Apfels, viele der wertvollen Inhaltsstoffe und vor allem auch Geschmacksträger sind in ihr oder direkt unter ihr versteckt. Manche Quellen geben an, dass bis zu 70 % der Vitamine sich in oder direkt unter der Apfelschale befinden. Also wäre es doch schade drum, sie einfach wegzuschmeißen.

Besonders nach strahlendem Sonnenschein und Hitze kann unsere Haut ein paar Streicheleinheiten der grünen Art gut gebrauchen. Passend zur Jahreszeit kommt der Apfel da gerade recht. Und wer kennt das nicht: Oft bleibt mal ein Apfel übrig oder vielleicht ist er schon einfach ein wenig gealtert und viele mögen ihn dann nicht mehr essen – obwohl er ja gerade jetzt so richtig gesund wäre. Deshalb ist so eine Anwendung für die Haut auch eine gute Alternative, den Apfel vor dem Kompost zu retten.

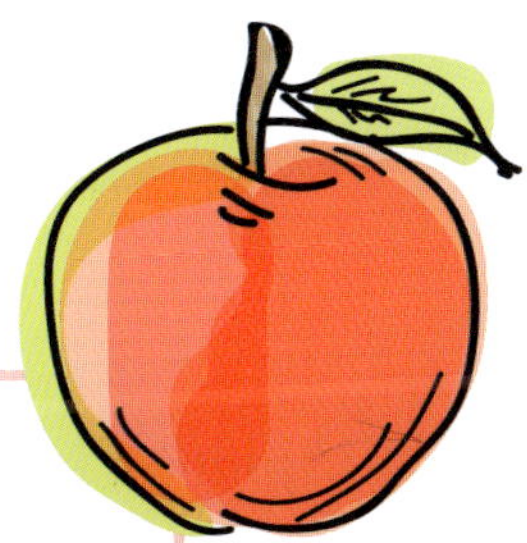

FACTBOX

Weil der Apfel sauer ist, wirkt er anregend auf unsere Haut und ihren Stoffwechsel. Gerade wenn die Haut eher trocken ist und Feuchtigkeit braucht, bereitet er die Haut gut auf eine anschließende Feuchtigkeitsaufnahme vor. Außerdem reinigt er die Haut und entfernt tote Hautschüppchen.

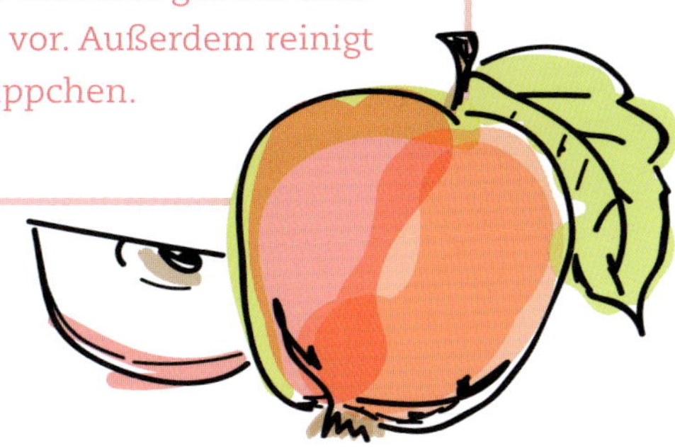

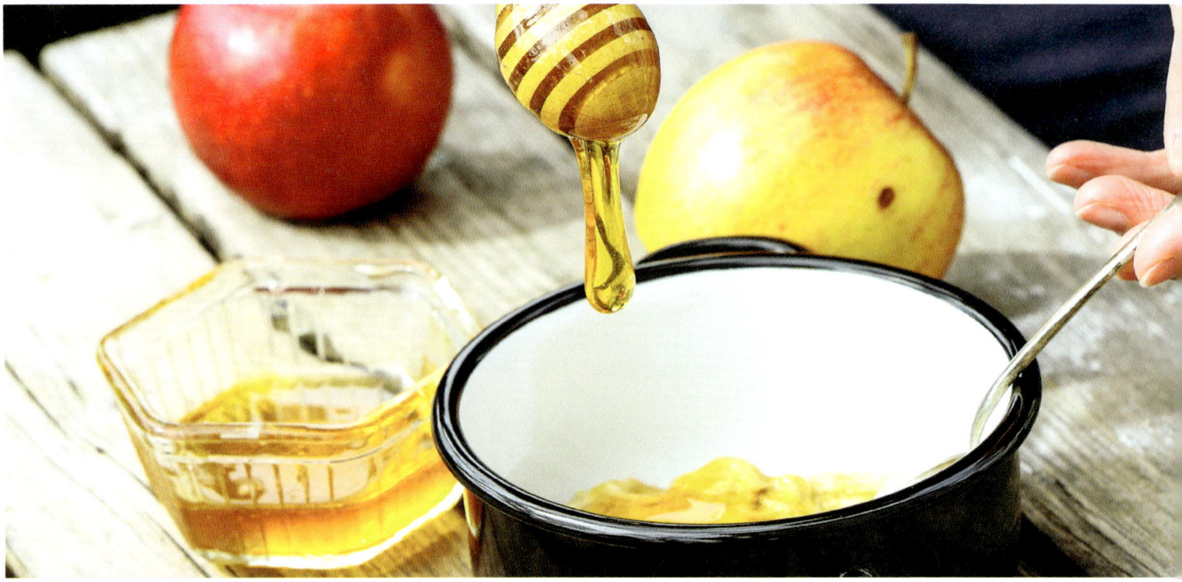

REZEPT

APFELBIENE

ERFRISCHEND-STRAFFENDE APFELMASKE

- *2 EL geriebener Apfel*
- *Honig*

Zubereitung/Anwendung

1. Den geriebenen Apfel mit so viel Honig verrühren, dass die Mischung eine gute Konsistenz hat, um sie im Gesicht aufzutragen.
2. 15 Minuten auf dem Gesicht lassen und danach mit lauwarmem Wasser abnehmen.

REZEPT

APPLE-BEE MIT ZIMT

GESICHTSMASKE

- *2 EL geriebener Apfel*
- *Honig*
- *½ TL Zimt*

Zubereitung/Anwendung

1. Alles miteinander vermischen, im Gesicht verteilen und für 15 Minuten dort belassen.
2. Anschließend mit lauwarmem Wasser reinigen.

Zimt wirkt wärmend und entzündungshemmend.

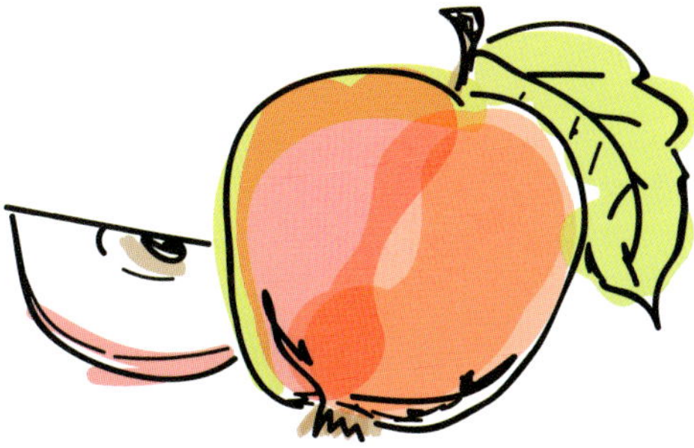

REZEPT

APFELBÄCKCHEN

NÄHRENDE PEELING-MASKE

- *1 säuerlicher Apfel*
- *1 EL Honig*
- *1 EL Mehl (bspw. Roggen)*

Zubereitung/Anwendung

1. Den Apfel mit Schale fein reiben und mit den restlichen Zutaten gut vermengen.
2. Die Mischung gut auf dem Gesicht verteilen, anschließend für 15–20 Minuten ruhen und einwirken lassen.
3. Danach mit lauwarmem Wasser die Maske abnehmen und Gesicht pflegen wie gewohnt … oder ausnahmsweise mit dem aufbauenden Karotten-Öl?

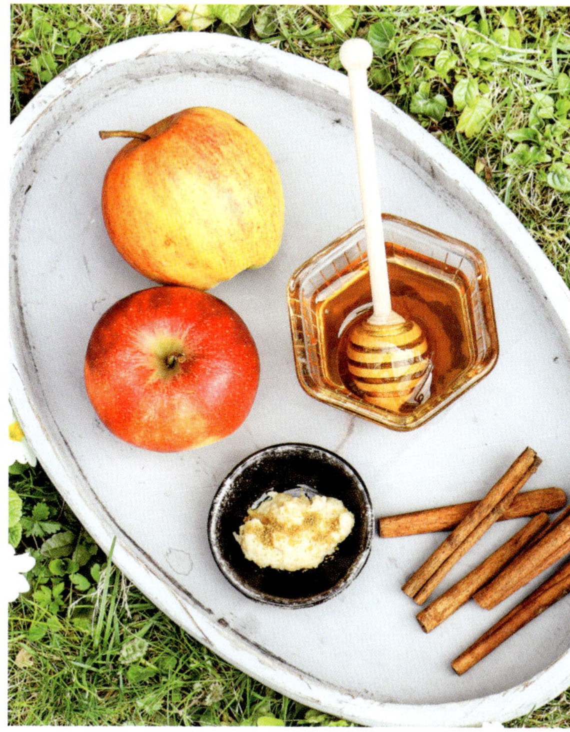

→ ANREGUNG

Die Wirkung fast jeder Maske wird noch unterstützt, wenn vorab ein Dampfbad oder eine feuchte Kompresse angewendet wird. Beispielsweise 1–2 EL Rosenblüten, Thymian oder Mädesüß mit einem Liter kochendem Wasser übergießen, 10 Minuten zugedeckt ziehen lassen und 10–15 Minuten den wohltuenden Dampf auf das Gesicht einwirken lassen.

Hier eignen sich auch Äpfel, die vom Baum gefallen sind und braune Flecken haben. Oder einfach angebissene Kinderäpfel zur Maske verarbeiten!

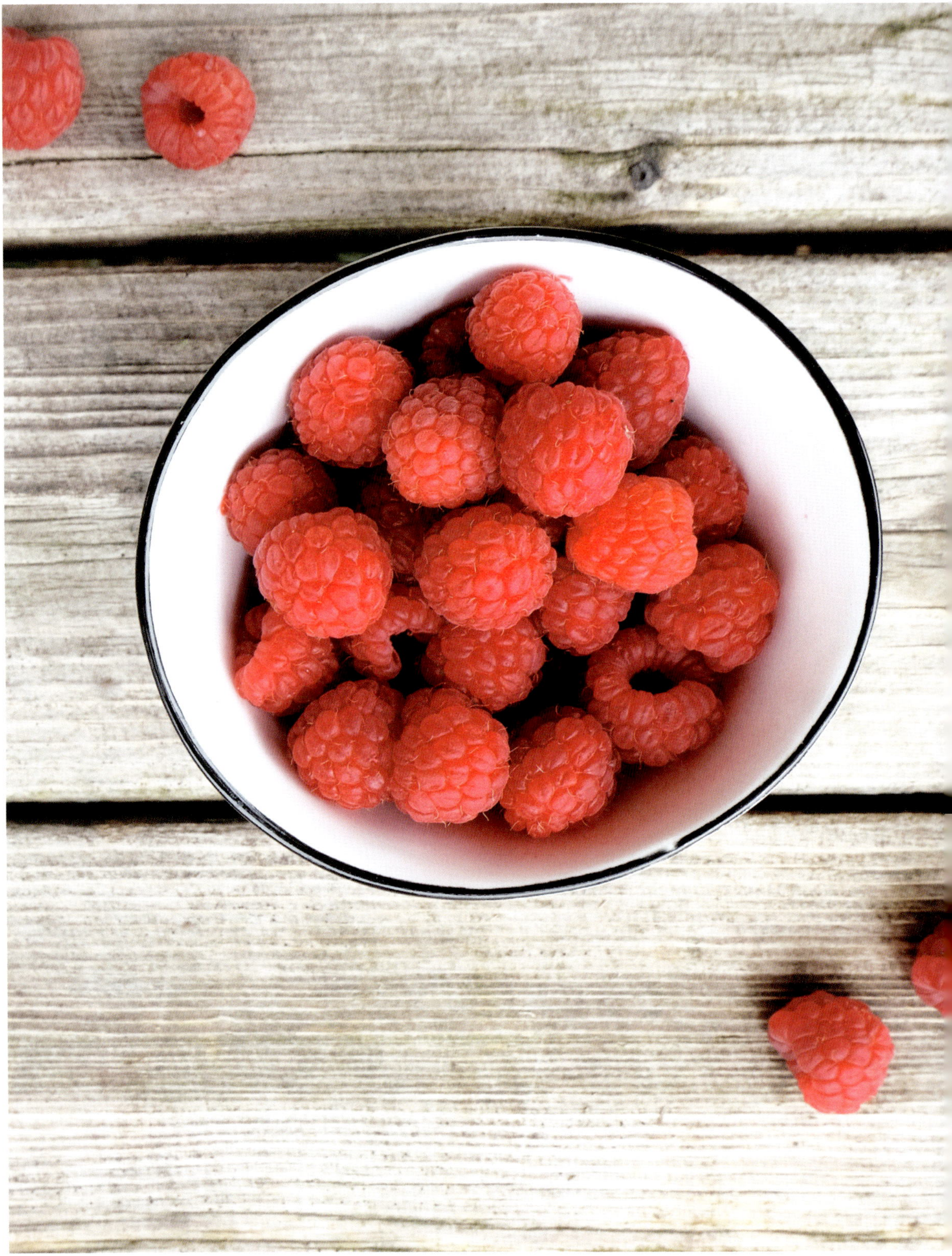

Himbeere

Wer kennt das nicht: Samstagabend, Nase und Stirn leuchten nach dem Tag am See heller wie Rudolf Rentiers rote Nase. Nichts zu Hause. Weder After-Sun-Spray, Joghurt noch Gurke, von einer Aloe Vera ganz zu schweigen.

Warum nicht mal das freche Früchtchen ausprobieren? An Nachbars Beerenhecke hängen sie noch – die letzten Himbeeren. Eine kleine Handvoll Himbeeren und etwas Sahne, schon ist die Grundlage für eine beruhigende After-Sun-Pflege fertig. Wer noch eine Zitrone und etwas Honig zu Hause hat, kann sich damit noch die Luxusvariante zaubern.

FACTBOX

Und hier noch ein kleiner Ausflug in den Chemie-Unterricht aus vergangenen Jahren: Himbeeren zählen zu den sauren Hautpflegemitteln. Genauso wie beispielsweise Essig, Buttermilch, Joghurt oder Honig. Lebensmittel, die einen sauren pH-Wert haben, können zur Reinigung verwendet werden, sie unterstützen die Erneuerung der Haut und wirken straffend. Indem sie die Haut aktivieren, machen sie sie auch zart und frisch. Das Wirkprinzip ist ähnlich wie bei einem (chemischen) Peeling – nur eben viel, viel sanfter.

REZEPT

FRECHES FRÜCHTCHEN

AFTER-SUN-LOTION

- *2 EL frische, zerdrückte Himbeeren*
- *1–2 EL Sahne*

Zubereitung/Anwendung

1. Zuerst die Himbeeren mit einer Gabel zerdrücken – für alle, die es lieber ganz fein mögen: Die Beeren durch ein Teesieb drücken.
2. Anschließend die Sahne unterrühren. Wer noch Honig vom Imker nebenan hat, kann noch einen Teelöffel Honig untermischen.
3. Die fertige Lotion beispielsweise mit einem Tuch auf die Haut auftragen und einziehen lassen. Anschließend mit einem warm-feuchten Tuch die Reste entfernen. Bei der täglichen Gesichtsreinigung mit einem Schwämmchen die Lotion auftragen und mit warmem Wasser reinigen.

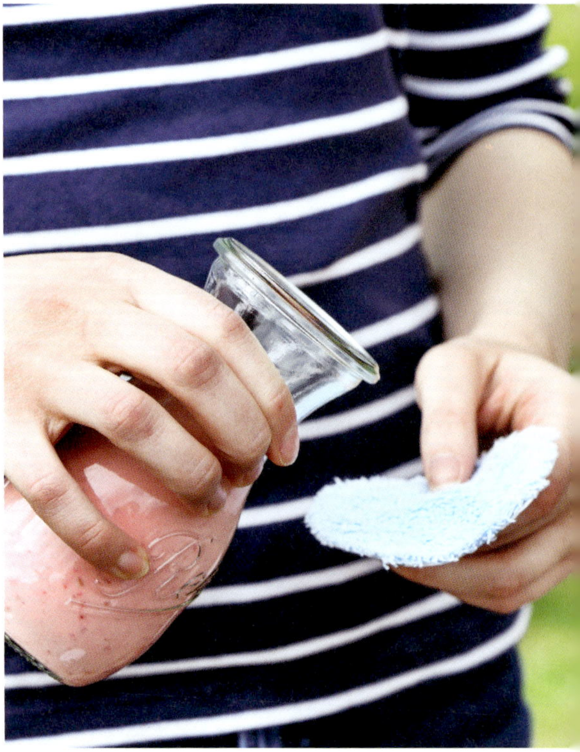

—> ANREGUNG

Diese Lotion eignet sich nicht nur als Pflege zum Auftragen nach einem Sonnenbad, sondern auch zur täglichen Gesichtsreinigung. Einfach in ein kleines Fläschchen abfüllen und beschriften, im Kühlschrank hält sie sich einige Tage. Und sonst den Rest mit Milch oder Joghurt mischen, gut schütteln und fertig ist der Himbeer-Shake. So oder so – eine lecker-erfrischende Angelegenheit!

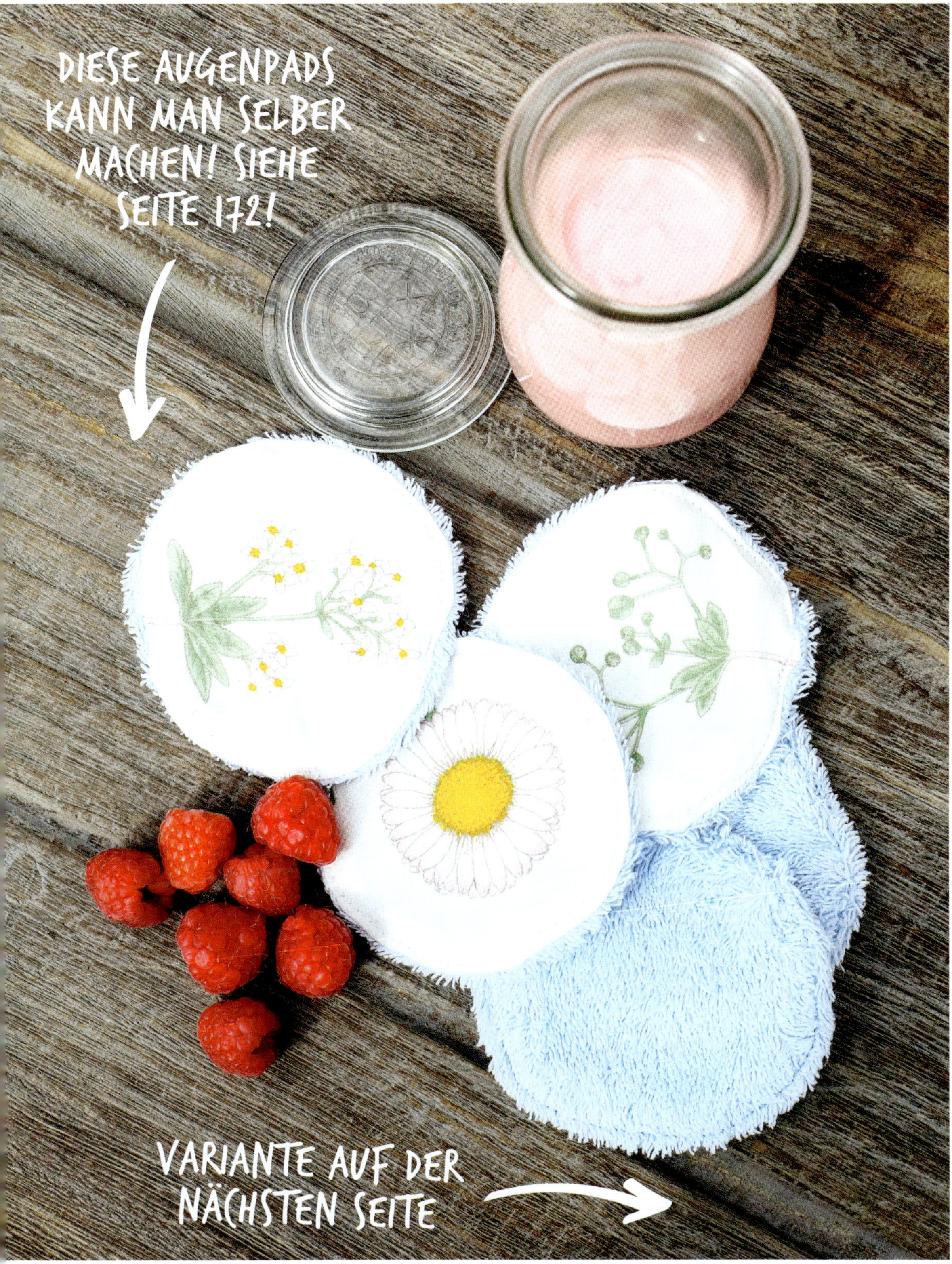
DIESE AUGENPADS KANN MAN SELBER MACHEN! SIEHE SEITE 172!
VARIANTE AUF DER NÄCHSTEN SEITE

VARIANTE

FRECHES FRÜCHTCHEN TRIFFT FLOTTE BIENE

FRUCHTIGE FRÜHSTÜCKSREINIGUNG

- 2 EL frische, zerdrückte Himbeeren
- 1–2 EL Sahne
- 2 TL Honig

Zubereitung/Anwendung

1. Alle Zutaten gut miteinander vermischen und auf die angefeuchtete Haut auftragen. Kurz einmassieren und danach mit lauwarmem Wasser reinigen.

→ TIPP

Diese Reinigung kann auch als Maske verwendet werden. Dafür einfach 10–15 Minuten einwirken lassen.

Viel Freude beim Ausprobieren!

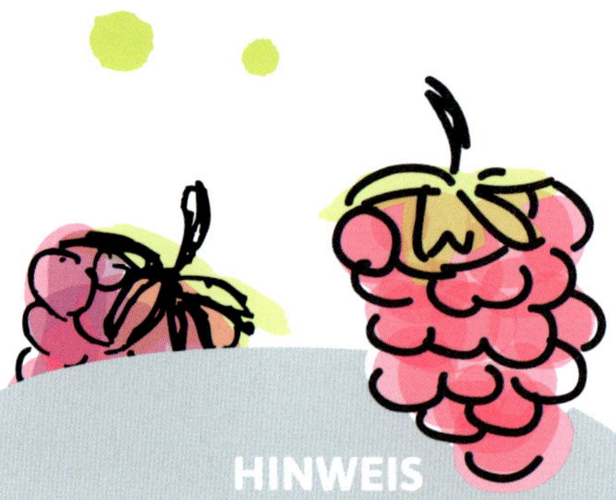

HINWEIS

Für die milchfreie Variante kann genauso eine ungesüßte Pflanzenmilch verwendet werden. Zusätzlich kann dann noch 1 EL Zitronensaft zugefügt werden.

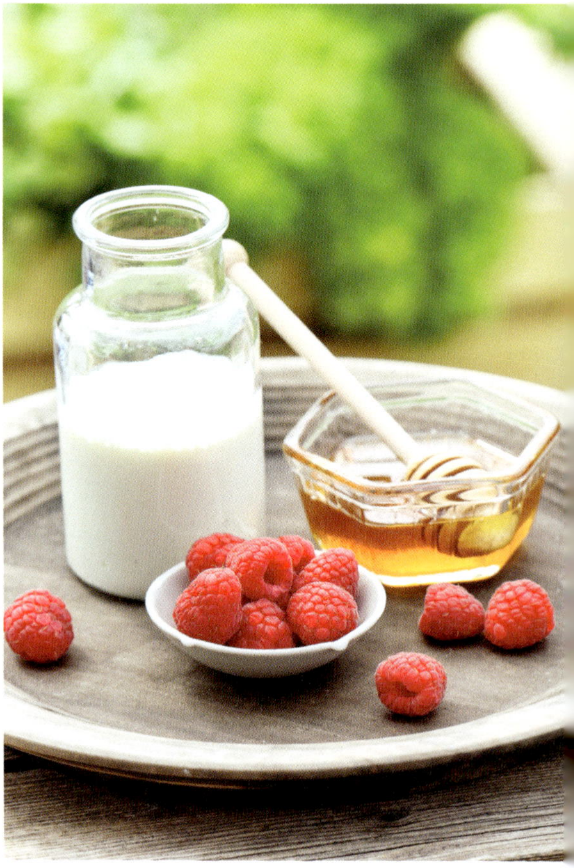

REZEPT

FLOTTE LOTTE

VEGANES FRÜHSTÜCKSPEELING

- 4 Himbeeren
- 1 EL feines Mehl
- 1 TL Öl

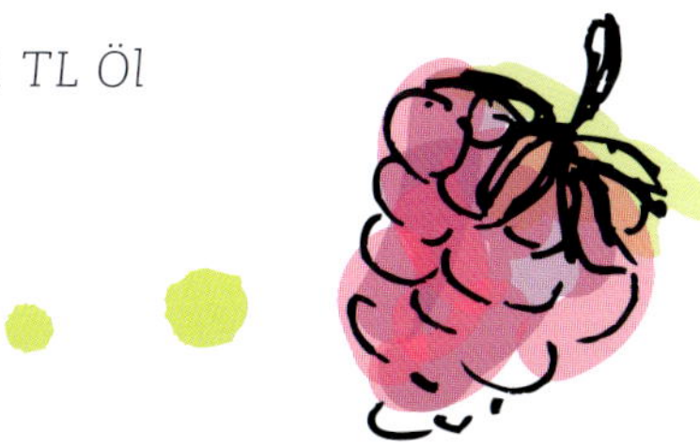

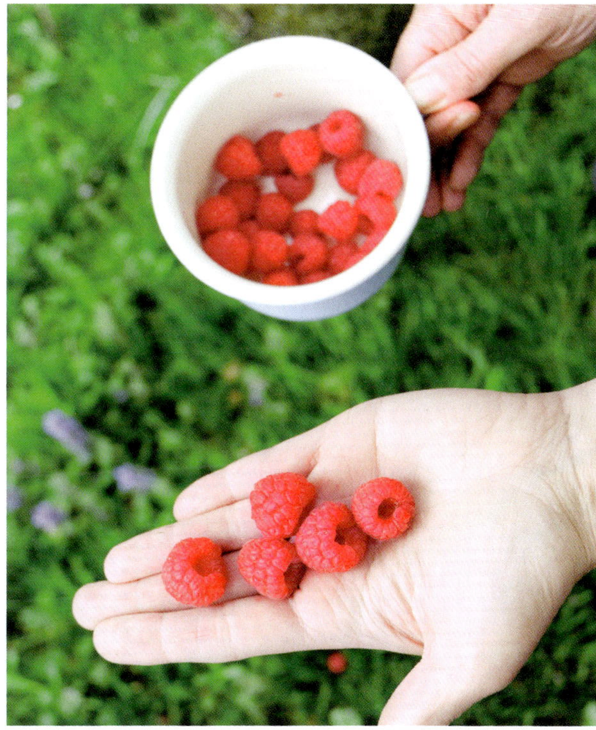

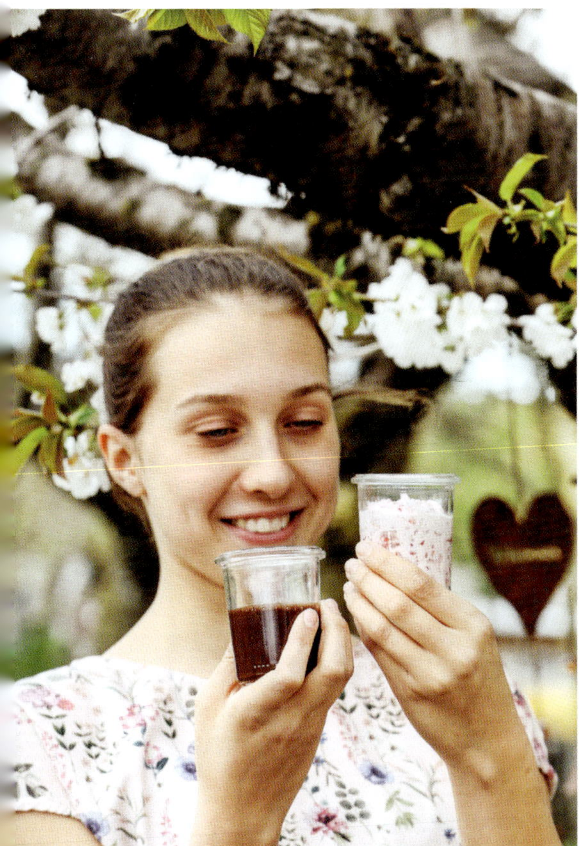

Zubereitung/Anwendung

1. Die Himbeeren zerdrücken und mit dem Mehl mischen.
2. Für die Dauer einer Runde Zähneputzen durchziehen lassen, zum Schluss noch das Öl hinzugeben, dann mit sanft-kreisenden Bewegungen das Gesicht reinigen und mit lauwarmem Wasser abnehmen.

VARIANTE AUF DER NÄCHSTEN SEITE

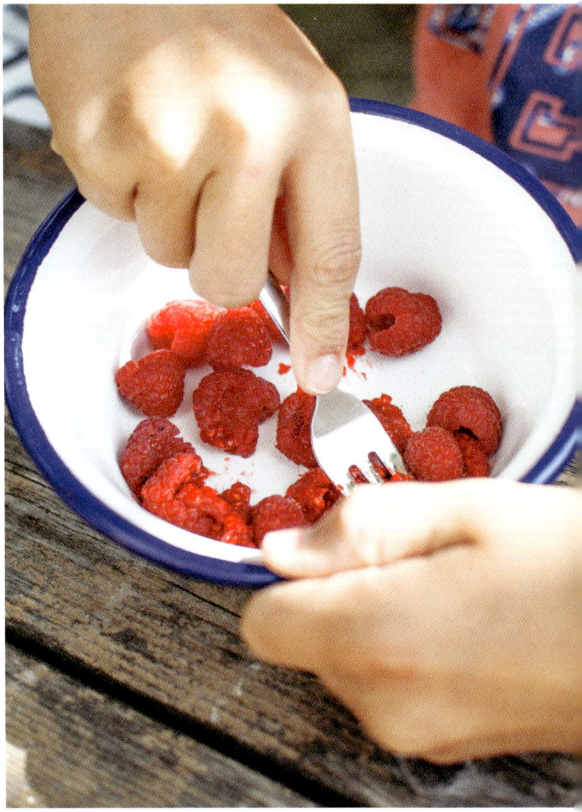

VARIANTE

FLOTTE LOTTE

FRÜHSTÜCKSPEELING „THE MILKY WAY"

- 5 Himbeeren
- 2 TL feines Mehl
- ½ TL Sauerrahm oder Crème fraîche

Zubereitung/Anwendung

1. Die Himbeeren zerdrücken und mit Mehl mischen. Ein paar Minuten durchziehen lassen, zum Schluss noch den Sauerrahm unterrühren und wieder mit sanft-kreisenden Bewegungen das Gesicht reinigen. Mit lauwarmem Wasser waschen.

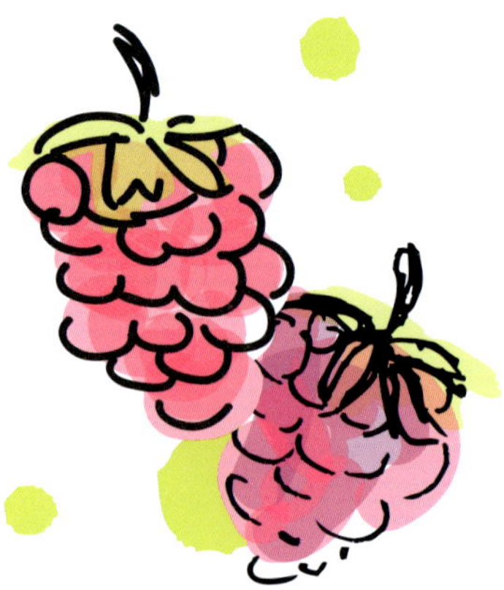

→ TIPP

Wer ein paar Minuten erübrigen kann: Dieses Peeling eignet sich auch hervorragend als Maske und die Wirkung ist nachhaltiger, wenn wir uns noch 15 Minuten Ruhezeit gönnen. Wer zwei Kaffeepads oder Teebeutel vom Morgen übrig hat, kann sich diese in der Zwischenzeit auf die Augen legen.

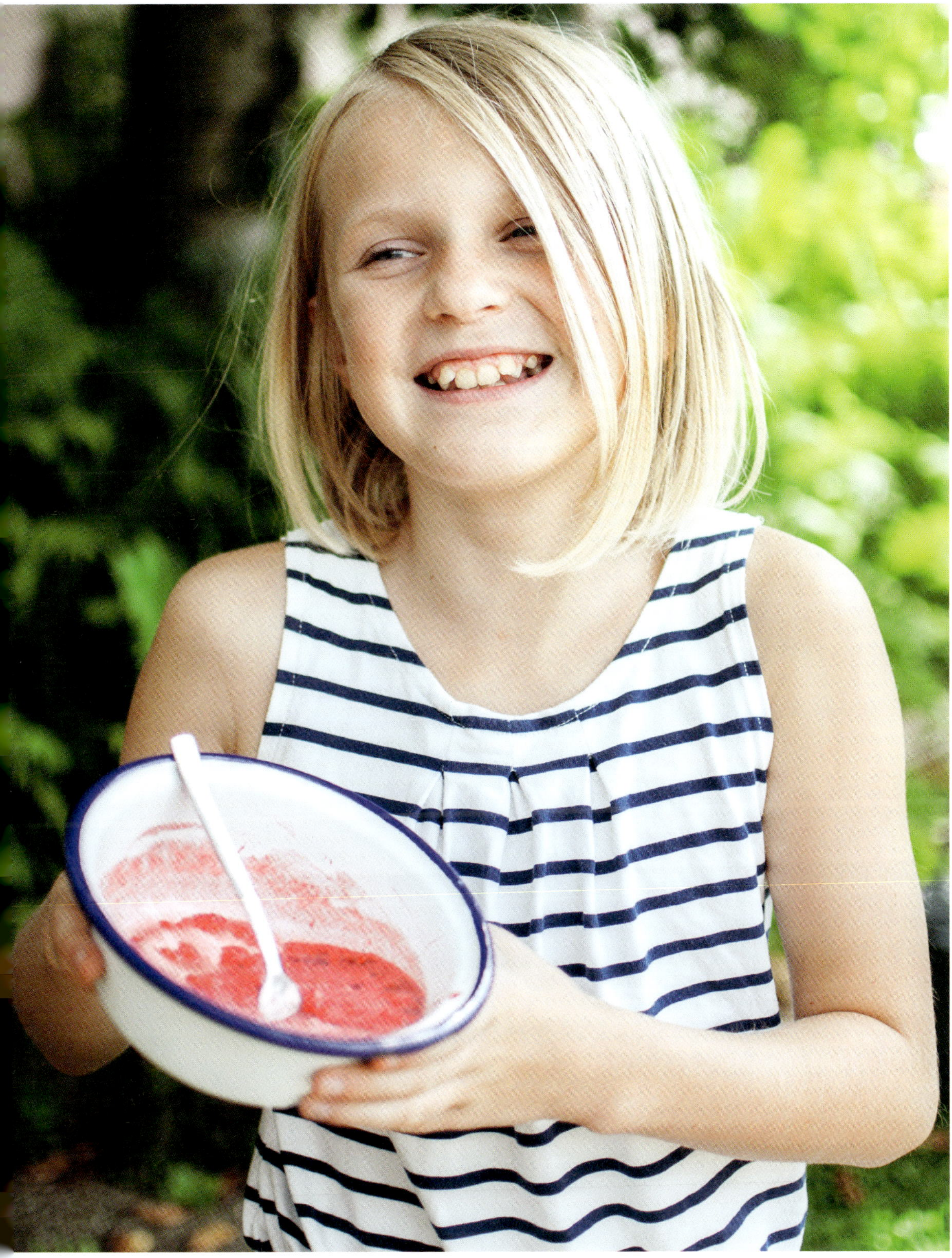

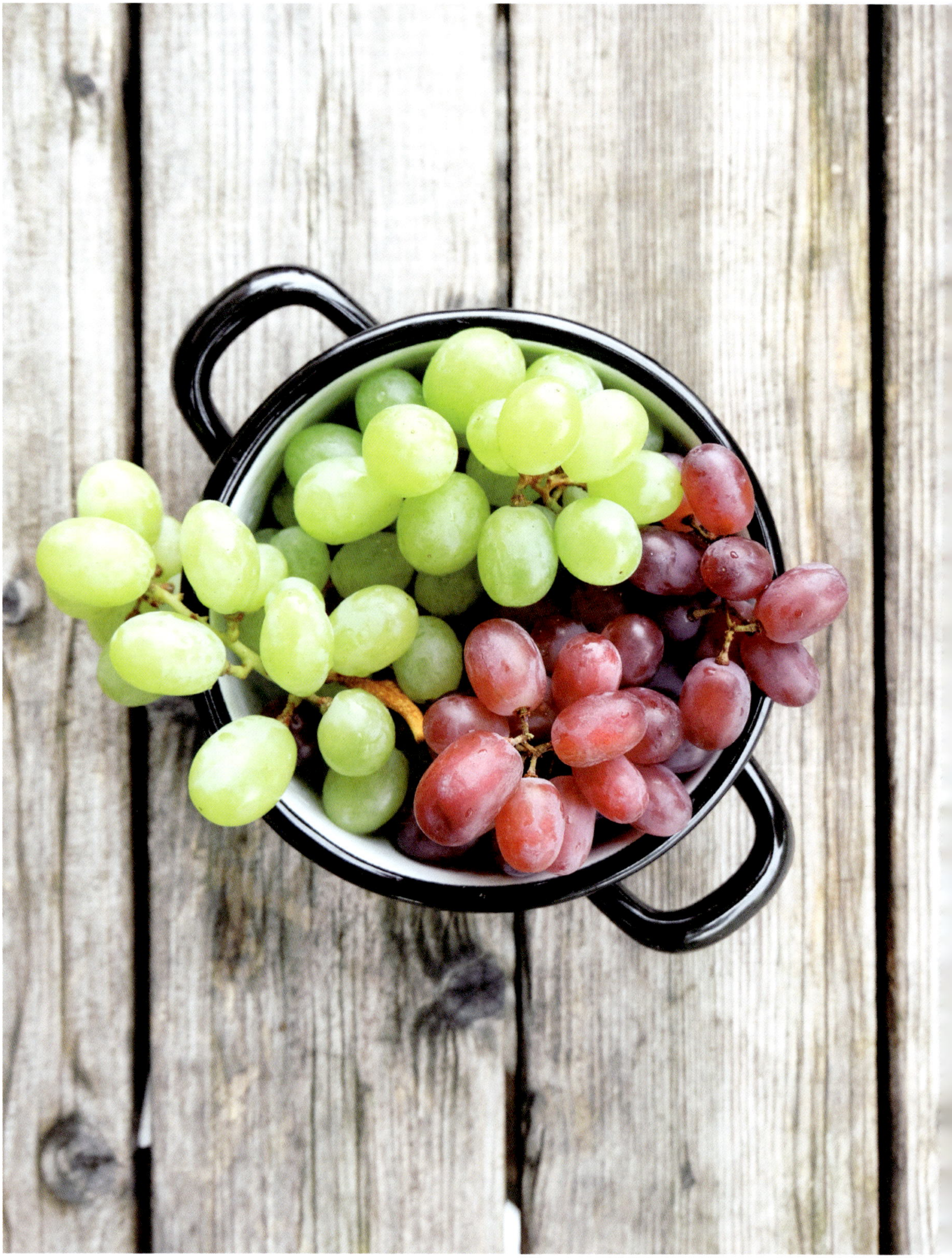

Trauben

Diese kleinen Früchte sind in der Hautpflege schon lange nichts Neues mehr – egal ob die kleinen Trauben als Ganzes, die Kerne oder die Blätter verwendet werden. Das Anwendungsgebiet ist vielfältig und mittlerweile stellen auch Winzer nicht mehr ausschließlich Weine her, sondern haben auch die äußerliche Wirkung von Trauben schätzen gelernt und der eine oder andere Winzer widmet sich zusätzlich der Herstellung von kosmetischen Produkten.

Für die Hautpflege werden sowohl die grünen als auch die roten Früchte verwendet. Trauben enthalten fast alle B-Vitamine und sind auch reich an Vitamin C. Die kleinen Früchte sind gesund für Nerven, Herz und unsere Gefäße, wirken durchblutungsfördernd und haben einen positiven Einfluss auf unser Cholesterin.

Die Blätter sind bekannt für die Verwendung in Cremen und Gels für schwere Beine. Oftmals auch in Kombination mit der Rosskastanie. Dabei werden rote Weinblätter – also die herbstliche Variante – verwendet. Genauso wie die Kastanie wirken sie stärkend auf die Gefäße und haben eine entwässernde Funktion.

Und in der Hautpflege nicht ganz unerlässlich: Traubenkernöl. Ein wichtiger Anteil der wertvollen Inhaltsstoffe für eine Verlangsamung des Alterungsprozesses steckt in den Kernen und in der Schale. Dafür verantwortlich sind sogenannte Polyphenole, diese Stoffe haben ein vielfältiges Einsatzgebiet: Unter anderem dienen sie der Pflanze als Fraßschutz, andererseits locken sie Bestäuber wie Bienen und Hummeln an. Dieser Schutz äußert sich in den unterschiedlichen Farben, Geschmack und Gerbstoffen. Die Traube schützt sich unter anderem durch ihre Schale, in der eben diese Phenole als Fraßschutz ihre Funktion erfüllen. Sie sind deshalb auch so wunderbar, weil diese „sekundären Pflanzeninhaltsstoffe" auch UV-B-Strahlen filtern, was wiederum einen positiven Einfluss auf die Alterung unserer Haut hat.

FACTBOX

AGREST

Neben den reifen Trauben werden auch die unreifen Beeren in Form von Presssaft angewendet. Die als Verjus oder Agrest bezeichnete säuerliche Flüssigkeit hat eine sehr alte Tradition. Angeblich ist schon im Alten Testament nachzulesen, wie mit den „Geizen" (sauren Trauben) umgegangen wurde und wie sie den Armen überlassen werden sollten. Vor gut 1.000 Jahren hat der Grünsaft dann den Weg aus dem arabischen Raum nach Europa geschafft. Damals noch überwiegend in der Küche verwendet, als Essigersatz machte ihm die um 1.600 n. Chr. importierte Zitrone ein wenig das Leben schwer. In einzelnen Weinbaugegenden, wie z. B. in Frankreich, wird er nach wie vor hergestellt. Auch in Deutschland finden die WinzerInnen und auch die KonsumentInnen wieder mehr Gefallen daran. Dass er auch in Österreich angewendet wurde, ist im ersten gedruckten „Grazer Kochbuch" von 1668 nachzulesen. Dort ist er als „Agriß" bezeichnet zu finden. Auch die aus Italien stammende Slow-Food-Bewegung schätzt seine Verwendung in ihrer Küche – und über diese Strömung findet er mehr und mehr den Weg zurück in unsere Haushalte.

REZEPT

TRAUBE PUR

MASKE

- *1 kleine Handvoll Trauben – oder was von der Obstschale übrig blieb*

Zubereitung/Anwendung

1. Am einfachsten ist es, wenn die Trauben vorher mit einem kleinen Küchenmesser halbiert/geviertelt werden.
2. Danach mit einer Gabel zerdrücken, auf die vorher mit lauwarmem Wasser gereinigte Haut geben und für 10–15 Minuten einwirken lassen.
3. Hier benötigt es anschließend die gewohnte Hautpflege.

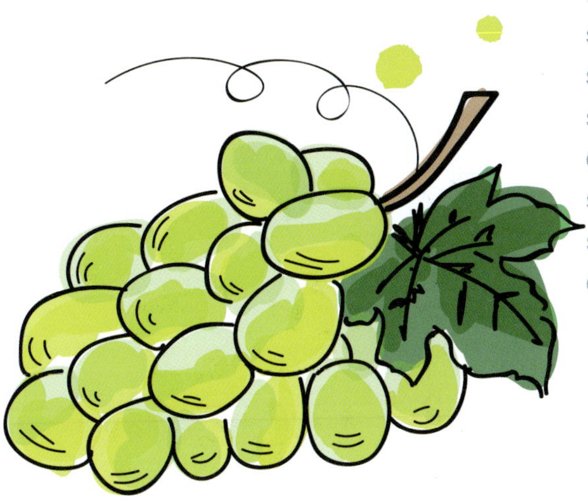

REZEPT

HONIG-TRAUBE

MASKE

- *1 kleine Handvoll Trauben*
- *1 TL Traubenkernöl (oder ein anderes Öl)*
- *1 TL Honig*

Zubereitung/Anwendung

1. Alle Zutaten gut miteinander vermischen.
2. Dann weiter wie Punkt 2 bei „Traube pur“

Die Traube erfrischt, das Öl pflegt, der Honig strafft und spendet noch zusätzliche Feuchtigkeit. Und mal ganz ehrlich: Wer kennt sie nicht, die letzten kleinen Träubchen, die da so einsam in der Obstschale vor sich hin kugeln. Und wenn sie dann schon selbst ein zerknittertes Gesicht haben, will sie niemand mehr essen. Deshalb: Bevor sie weggeschmissen werden, einfach eine schnelle Erfrischung für die Haut daraus machen!

REZEPT

AGRESTO-VINAIGRETTE

KÖRPERSPRAY MIT VERJUS UND ÖL

- *⅓ Agrest*
- *⅔ Traubenkernöl*
- *Braunglas mit Sprühaufsatz*

Zubereitung/Anwendung

1. Beide Flüssigkeiten in das Braunglas füllen. Vor Gebrauch schütteln, damit sich die beiden Zutaten gut vermischen – wie bei einer Vinaigrette im Salat!
2. Dieser Spray eignet sich besonders im Sommer für abends nach der Dusche, wenn die Haut noch etwas Pflege vertragen kann. Dafür aber nicht abtrocknen, sondern den Spray auf die noch feuchte Haut sprühen und verteilen.

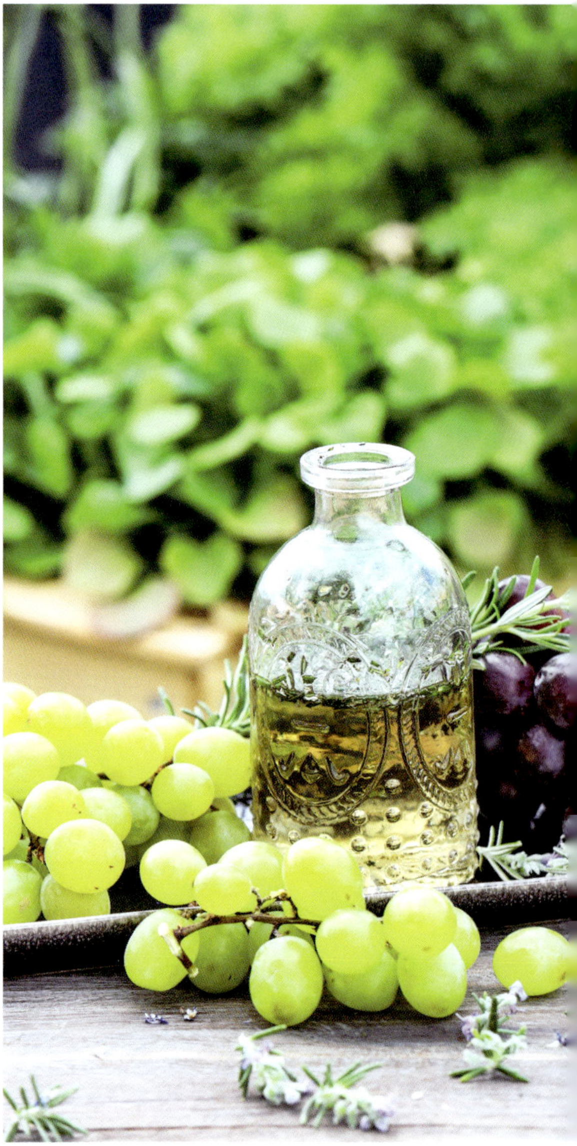

Wer keinen Sprühaufsatz zu Hause hat: Diese Anwendung funktioniert auch mit einem gewöhnlichen Fläschchen, doch hier ist gut schütteln ebenfalls sehr wichtig.

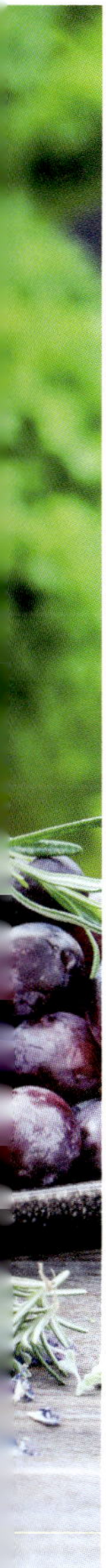

REZEPT

AGRESTO-LAVANDA

KÖRPERSPRAY

- *500 ml Agrest*
- *5 EL Lavendelblüten*
- *Gut verschraubbares Glas oder Apothekerglas (Deckel mit Glasschliff)*

Dieses Rezept ist für alle Lavendel-LiebhaberInnen oder Lavendel-BesitzerInnen, die nicht wissen, wohin mit all den duftenden Blüten. Der Agrest-Lavendel-Auszug kann entweder als Grundlage für die Agresto-Vinaigrette dienen oder in andere Rezepturen eingearbeitet werden.

Zubereitung

1. Den Agrest in das Glas füllen, die Lavendelblüten hinzugeben. Das Ganze für ca. 7 Tage bei Raumtemperatur ziehen lassen und danach absieben.
2. Dieser Auszug darf ruhig im stillen Kämmerlein stehen – und nicht an der Sonne, sie hat ihre Kraft bereits in die Lavendelblüten fließen lassen.
3. Wenn der Verjus-Lavendel-Auszug fertig ist, kann er gut verschlossen in den Küchenkasten wandern.

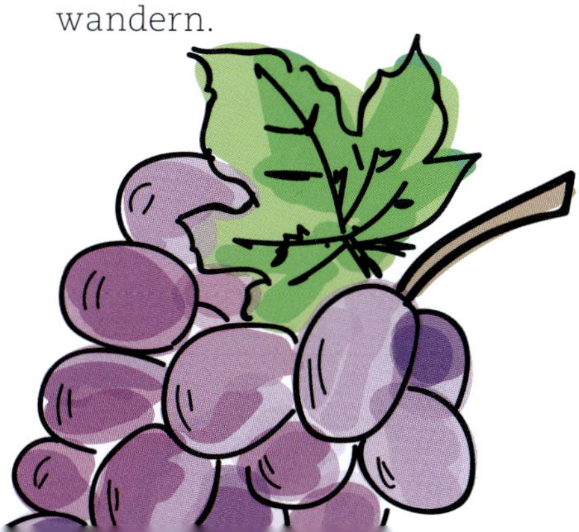

Anwendung

Bei Bedarf mit Öl zu einem Körperspray mischen wie im Rezept „Agresto-Vinaigrette". In ein kleines 10-ml-Fläschchen gefüllt und mit 4 Tropfen Lavendelöl, ist es auch sehr angenehm bei harmlosen, aber juckenden Insektenstichen. Bei meiner Australienreise vor einigen Jahren haben wir uns mit Essig abgetupft, wenn uns nachts zuvor „die Moskitos fast aufgefressen" haben. Da ist der Verjus schon deutlich angenehmer – auch in geruchlicher Hinsicht …

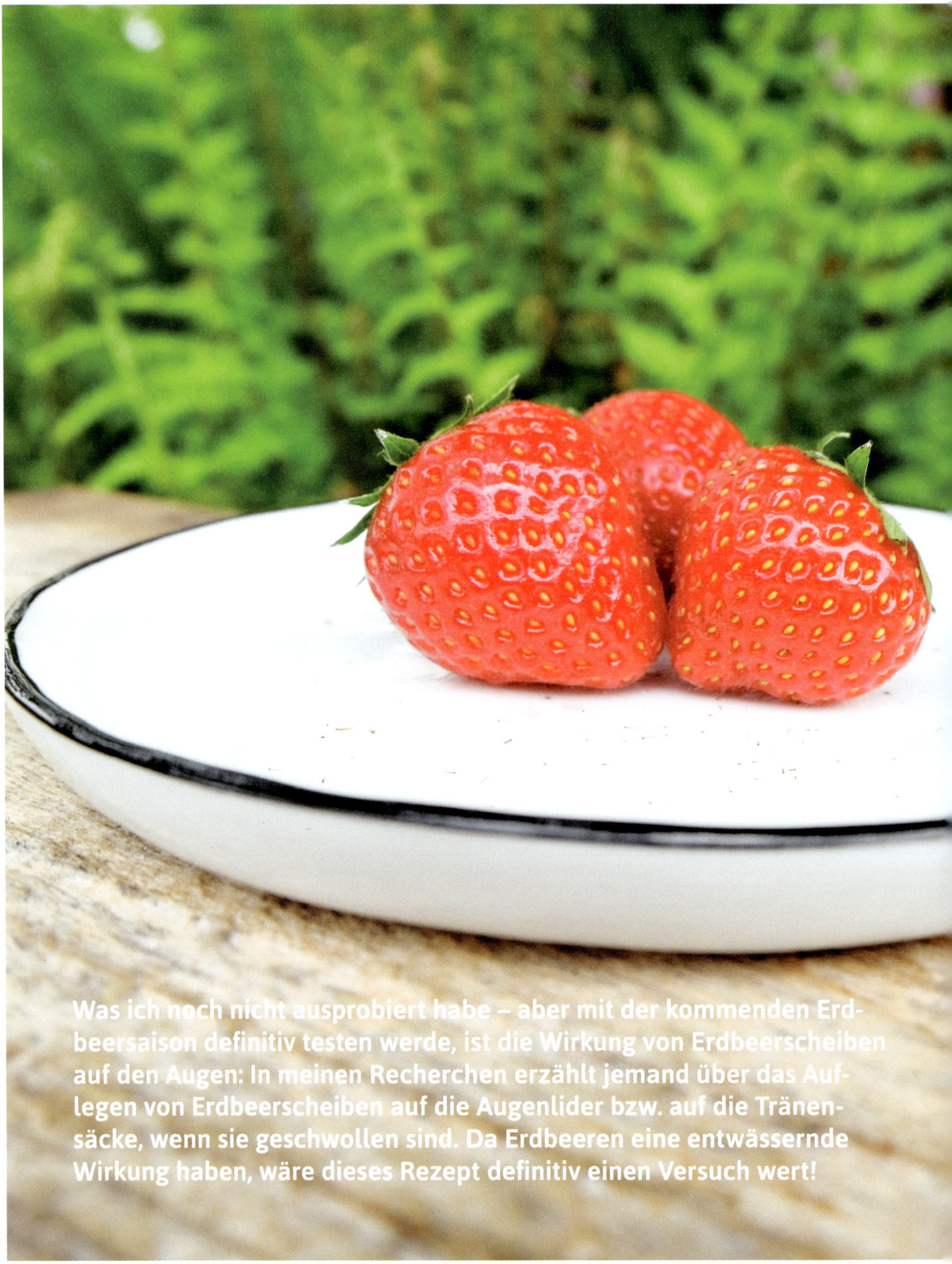

Was ich noch nicht ausprobiert habe – aber mit der kommenden Erdbeersaison definitiv testen werde, ist die Wirkung von Erdbeerscheiben auf den Augen: In meinen Recherchen erzählt jemand über das Auflegen von Erdbeerscheiben auf die Augenlider bzw. auf die Tränensäcke, wenn sie geschwollen sind. Da Erdbeeren eine entwässernde Wirkung haben, wäre dieses Rezept definitiv einen Versuch wert!

Erdbeere

Erdbeeren – wer liebt sie nicht! Unsere Terrasse grenzt direkt an Luigis Garten mit einem kleinen Erdbeerfeld. Seine Erdbeeren sind einfach die besten, sagt sogar meine Mutter. Wir dürfen uns immer nach Herzenslust bedienen und meine Nichten und Neffen warten spätestens ab Anfang März, dass da endlich was wächst auf dem Erdbeeracker.

Erdbeeren und Himbeeren waren „meine Rettung", als ich als junges Mädchen unter Eisenmangel litt. Mein Glück war, dass ich Spinat gerne mochte und ich es nicht schlimm fand, öfter das grüne Gemüse vorgesetzt zu bekommen, galt Popeyes Gemüse „damals" doch noch als Eisenbombe.

Meine Großtante, eine Ärztin, hat mich dann vom Spinat erlöst und mir wörtlich „Heiße Liebe mit einer Extraportion Beeren" verordnet. Sie meinte, egal ob Erdbeeren, Himbeeren oder Johannisbeeren – einfach Beeren statt Spinat.

Daher weiß ich die kleinen roten Früchte noch mehr zu schätzen. Neben einem hohen Eisengehalt – der zweithöchste in unseren Breiten neben den Schwarzen Johannisbeeren übrigens – haben Erdbeeren noch weitere wunderbare Inhaltsstoffe: Neben Vitamin B und C enthalten sie Mineralstoffe, wie Magnesium, Kalium, Kalzium, Phosphor, Mangan, Natrium, Folsäure. Außerdem – und deshalb für unsere Haut so toll: Salizylsäure. Sie wirkt entzündungshemmend, hat einen peelenden Effekt (entfernt tote Hautschüppchen) und verhilft der Haut zu einem frischen Aussehen.

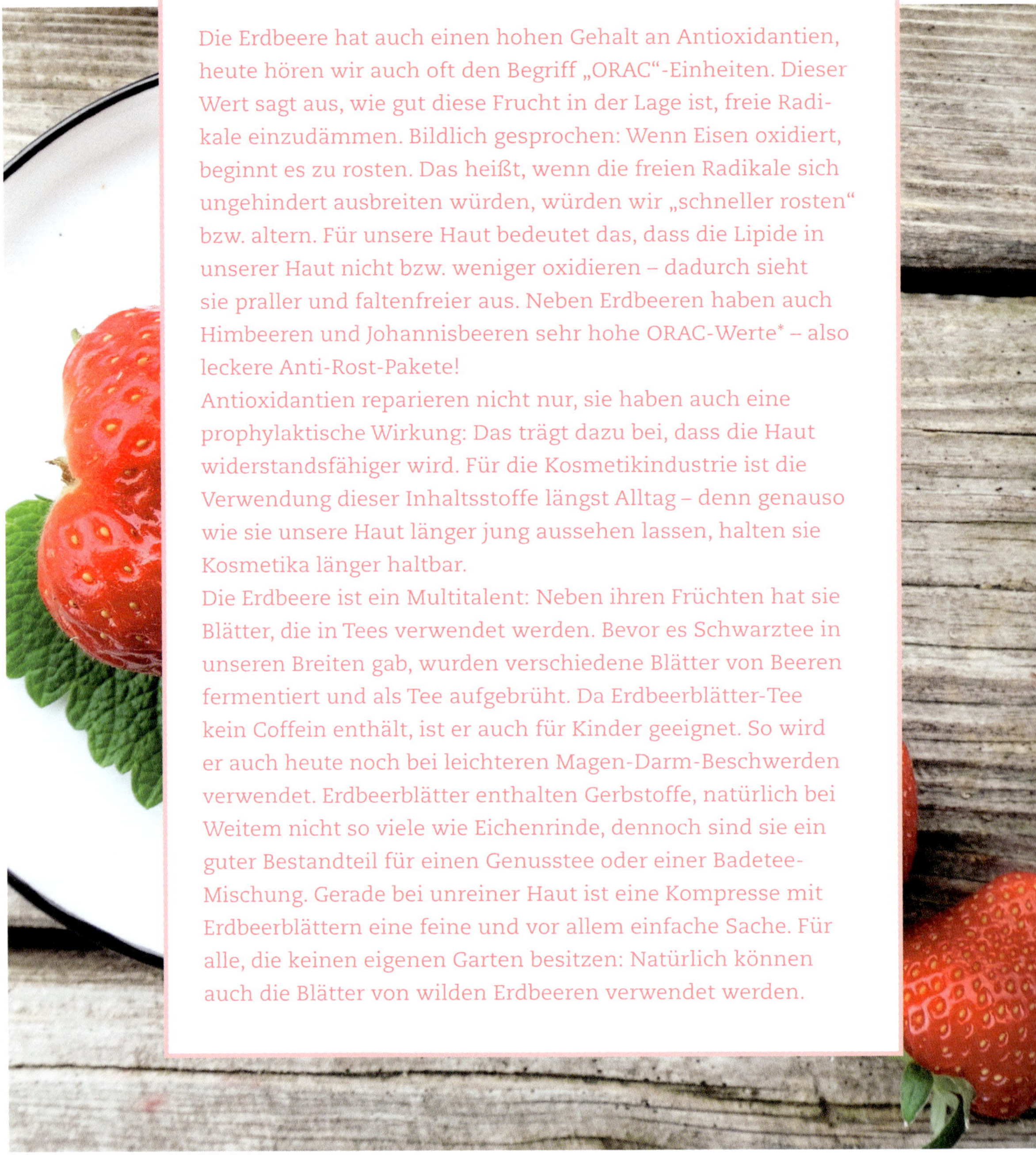

FACTBOX

Die Erdbeere hat auch einen hohen Gehalt an Antioxidantien, heute hören wir auch oft den Begriff „ORAC"-Einheiten. Dieser Wert sagt aus, wie gut diese Frucht in der Lage ist, freie Radikale einzudämmen. Bildlich gesprochen: Wenn Eisen oxidiert, beginnt es zu rosten. Das heißt, wenn die freien Radikale sich ungehindert ausbreiten würden, würden wir „schneller rosten" bzw. altern. Für unsere Haut bedeutet das, dass die Lipide in unserer Haut nicht bzw. weniger oxidieren – dadurch sieht sie praller und faltenfreier aus. Neben Erdbeeren haben auch Himbeeren und Johannisbeeren sehr hohe ORAC-Werte* – also leckere Anti-Rost-Pakete!

Antioxidantien reparieren nicht nur, sie haben auch eine prophylaktische Wirkung: Das trägt dazu bei, dass die Haut widerstandsfähiger wird. Für die Kosmetikindustrie ist die Verwendung dieser Inhaltsstoffe längst Alltag – denn genauso wie sie unsere Haut länger jung aussehen lassen, halten sie Kosmetika länger haltbar.

Die Erdbeere ist ein Multitalent: Neben ihren Früchten hat sie Blätter, die in Tees verwendet werden. Bevor es Schwarztee in unseren Breiten gab, wurden verschiedene Blätter von Beeren fermentiert und als Tee aufgebrüht. Da Erdbeerblätter-Tee kein Coffein enthält, ist er auch für Kinder geeignet. So wird er auch heute noch bei leichteren Magen-Darm-Beschwerden verwendet. Erdbeerblätter enthalten Gerbstoffe, natürlich bei Weitem nicht so viele wie Eichenrinde, dennoch sind sie ein guter Bestandteil für einen Genusstee oder einer Badetee-Mischung. Gerade bei unreiner Haut ist eine Kompresse mit Erdbeerblättern eine feine und vor allem einfache Sache. Für alle, die keinen eigenen Garten besitzen: Natürlich können auch die Blätter von wilden Erdbeeren verwendet werden.

* Neben Obst und Gemüse haben auch Getränke, wie Holundersaft, Espresso, Sauerkirschsaft oder Schwarzer Johannisbeersaft, viele Antioxidantien.

REZEPT

ERDBEERBLÄTTER-KOMPRESSE

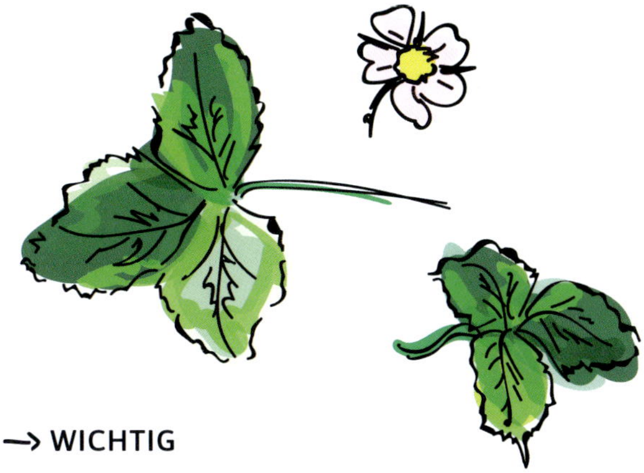

- *2–3 EL frische, klein geschnittene Erdbeerblätter oder 1 EL getrocknete Blätter*
- *500 ml kochendes Wasser*
- *1 Baumwollkompresse*

Zubereitung/Anwendung

1. Die zerkleinerten Erdbeerblätter mit dem kochenden Wasser übergießen und für ca. 8–10 Minuten ziehen lassen.
2. Die Kompresse in eine Schüssel geben und vorsichtig mit dem Tee übergießen, bis sie gut vollgesogen ist.
3. Die Temperatur überprüfen: Wenn sie angenehm für das Gesicht ist, die Kompresse auswringen und für 15 Minuten damit gemütlich auf die Couch legen und wirken lassen.

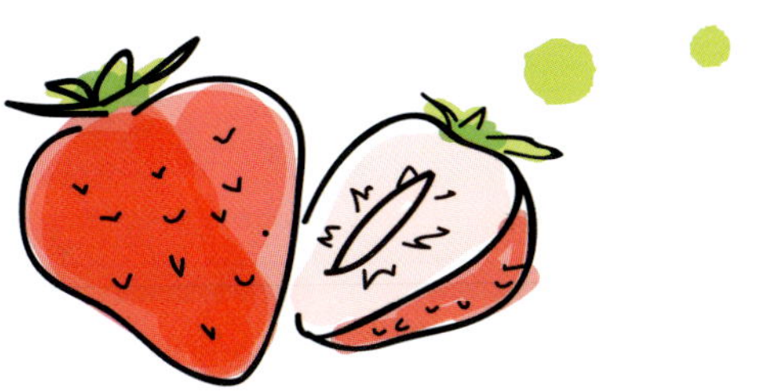

→ WICHTIG

Da die Blätter Gerbstoffe beinhalten, eignet sich der Tee nach der längeren Ziehdauer nicht als Genusstee. Wer die Wirkung innerlich und äußerlich genießen will, kann sich nach 5 Minuten Ziehzeit ein Täschen abgießen und den Rest noch länger ziehen lassen.

ACHTUNG!

Vorsicht ist bei Schwangeren geboten: Der Erdbeerblätter-Tee ist für sie nicht als Getränk geeignet. (Es gibt Hebammen, die den Tee gegen Ende der Schwangerschaft einsetzen, allerdings gehört so eine Anwendung unter fachkundige Anleitung.)

REZEPT

ERDBEER-TEENIE

GESICHTSMASKE

- *2–3 Erdbeeren*

Zubereitung/Anwendung

1. Je nach Größe 2–3 Erdbeeren mit der Gabel zerdrücken, auf das Gesicht geben und für 15 Minuten einwirken lassen.
2. Danach mit einem feuchten Tuch reinigen.

Die schnellste und unkomplizierteste Variante, sich selbst eine Maske zu machen. Wenig Aufwand und noch weniger Unordnung in der Küche, sie gelingt sicher und kann auch noch vor dem Zubettgehen angewendet werden. Weil sie besonders für Teenager geeignet ist, da sie eben schnell und einfach geht, heißt sie bei uns Erdbeer-Teenie.

REZEPT

HONIG-FRÜCHTCHEN

GESICHTSMASKE

- *3 zerdrückte Erdbeeren*
- *1 TL Honig*

Zubereitung/Anwendung

1. Beide Zutaten miteinander vermischen und auf die Haut auftragen. Der Honig wirkt noch zusätzlich feuchtigkeitsspendend und entzündungshemmend.

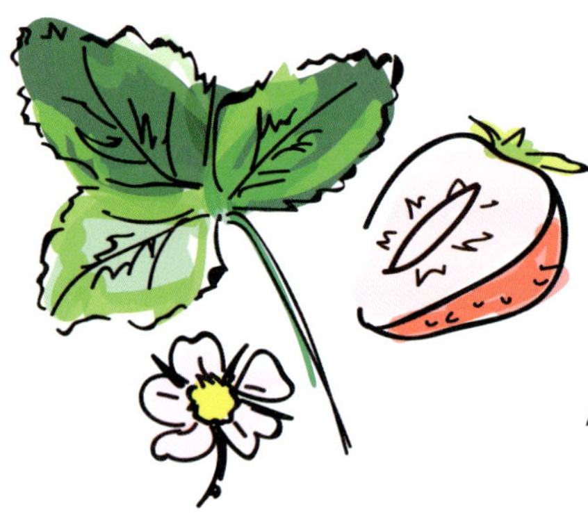

Natürlich wirkt dieses Rezept nicht nur äußerlich, sondern auch innerlich!

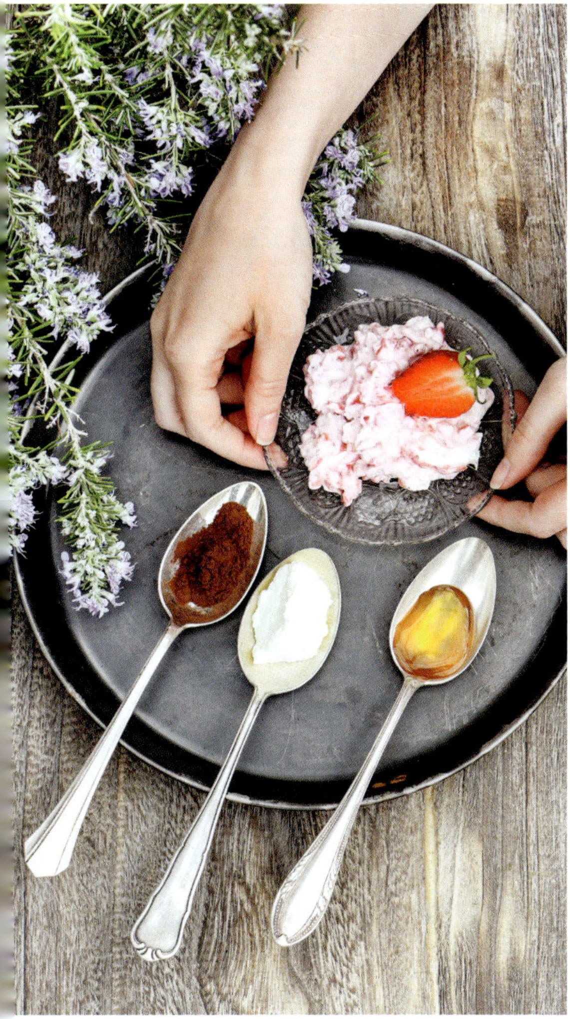

REZEPT

NASCHKATZE

GESICHTSMASKE

- *2 Erdbeeren*
- *1 TL Honig*
- *1 EL Topfen (Quark)*
- *1–2 TL Kakaopulver*

Zubereitung/Anwendung

1. Die Erdbeeren mit einer Gabel zerdrücken und mit den restlichen Zutaten vermischen.
2. Die Maske auf das Gesicht geben und für ca. 15 Minuten einwirken lassen.
3. Danach mit einem feuchten Tuch reinigen.

Gerade nach einem langen Tag an der Sonne kann die Haut etwas Kühlung gut vertragen. Der Kakao erfrischt und strafft. Wichtig für die Anwendung: Bitterkakao verwenden, die (teil-)entölte und ungezuckerte Variante. Alleine der feine Duft von Kakao lässt uns schon entspannt zurücklehnen.

FÜR ALLE NASCHKATZEN:
Einfach die Menge mal drei nehmen, den Honig etwas reduzieren – und schon gibt es zur Maske noch den passenden Nachtisch. Also wenn sich da die Fältchen nicht in Wohlgefallen auflösen …

REZEPT

KRISTALL-KLAR!

DIE PEELING-VARIANTE

- *2 mittelgroße Erdbeeren*
- *2 EL Kakaopulver oder geriebene Schokolade (mind. 75 % Kakaoanteil)*
- *3 TL feiner Zucker*
- *1 EL Honig*

Zubereitung/Anwendung

1. Erst die Erdbeeren zerdrücken, dann die anderen Zutaten untermischen.
2. Für ein Peeling für Hände/Füße brauchen wir mehr von der Zubereitung, deshalb entfällt das Abfüllen ins Gläschen!

—> INFO

Dieses Rezept kann natürlich auch zu einem Peeling für Hände und Füße umfunktioniert werden. Hierzu eignet sich beispielsweise Honig, der kristallisiert ist. Oder die Haferflocken können durch Staubzucker, feinen Kristallzucker oder feines Salz ersetzt werden.

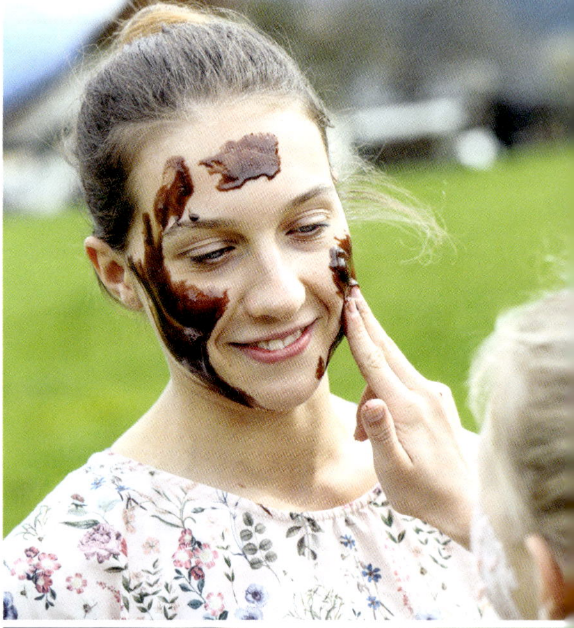

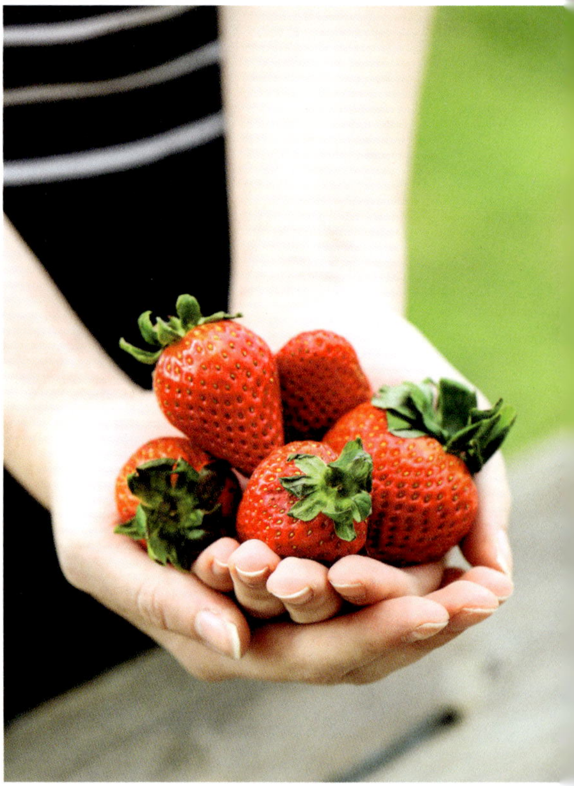

REZEPT

FRECHES SCHOKO-FRÜCHTCHEN

GESICHTSMASKE

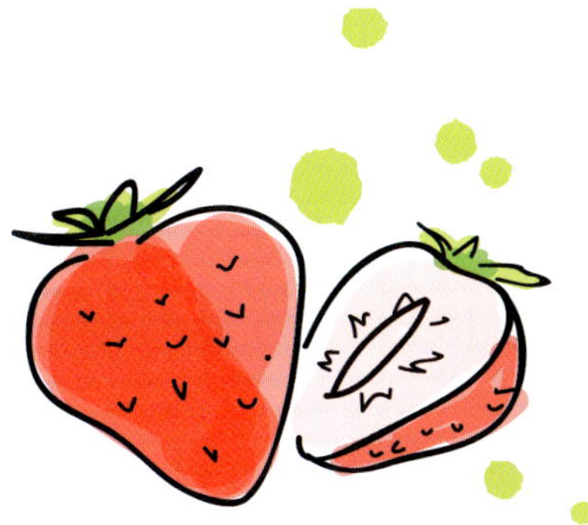

- *2 mittelgroße Erdbeeren*
- *2 EL Kakaopulver oder geriebene Schokolade (mind. 75 % Kakaoanteil)*
- *3 TL Honig*
- *2 TL Haferflocken, geschrotet*
- *1 Glastiegel*

Zubereitung/Anwendung

1. Die Erdbeeren gut zerdrücken, mit den Haferflocken verrühren und 15 Minuten stehen lassen.
2. Danach den Honig hinzufügen und am Schluss noch Kakao/Schokolade untermischen.

Diese Maske reicht für mehrere Anwendungen. Ich nehme mir immer eine kleine Portion weg, die verwende ich dann sofort. Den Rest gebe ich in ein kleines Glas und stelle es in den Kühlschrank. Aus Erfahrung kann ich sagen, dass diese Maske dann einige Tage hält. Wenn ich die Rezeptur mit etwas mehr Honig mache, hält sie gut vier Wochen.

Und wer nicht gerne abfüllt:
Diese Maske ist auch was für Schleckermäulchen und kann äußerlich und innerlich genossen werden!

→ INFO

Diese Maske ist für Frauen, die nach einem Tag am See oder im Garten noch gerne ihr Gesicht, Hals und Dekolleté pflegen möchten. Durch den Honig und die Schokolade hat diese Pflege auch noch einen straffenden Effekt.

Das „Freche Schoko-Früchtchen" ist auch für jugendlichere Haut eine feine Pflege, die Zutaten sind leicht zu bekommen und wer rührt nicht gerne mit Erdbeeren und Schokolade!

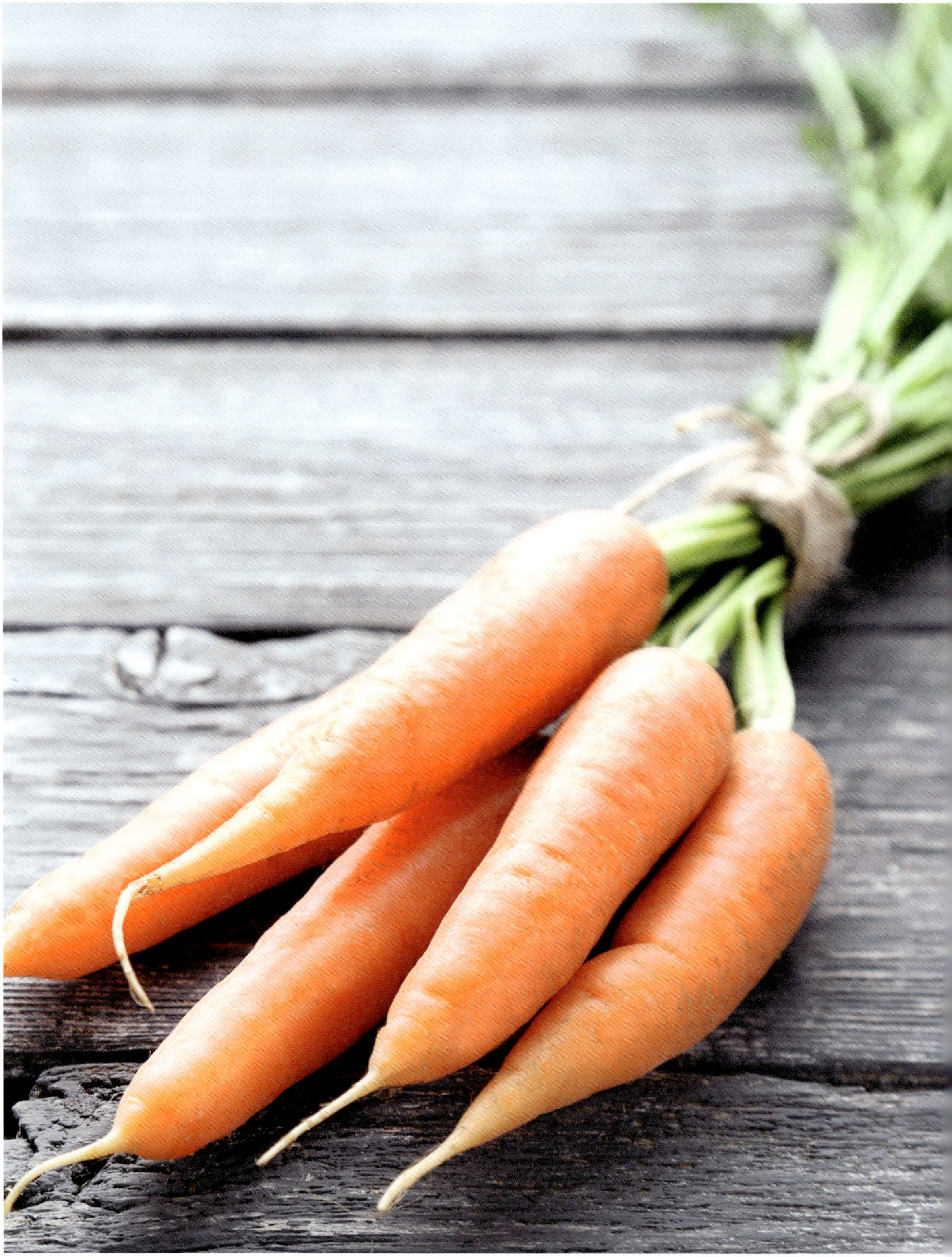

Karotte

Wer an Gemüse und selbst hergestellte Hautpflege denkt, dem kommt unweigerlich die Gurke in den Sinn. Und weil das eben so ist, holen wir mal einen anderen Gartenstar vor den Vorhang: die Karotte.

Sie ist reich an Vitamin A (in Form von Beta-Carotin), von manchen als DAS Schönheitsvitamin gepriesen. Das Carotinoid Lycopin, das beispielsweise auch in der Tomate vorkommt, besitzt eine antioxidative Wirkung – es lässt uns und unsere Zellen quasi langsamer „rosten". Karotten sind nicht nur gut für unsere Augen (Wer kennt den Spruch nicht: „Karotten sind sehr gesund – oder hast du schon mal einen Hasen mit einer Brille gesehen?"), sondern auch für unsere Haare und die Haut. Natürlich haben wir auch hier wieder eine Vielzahl an Mineralstoffen, dazu noch B-Vitamine, Folsäure und Pektin.

FACTBOX

Bei Vitamin A ist zu beachten, dass es zu den fettlöslichen Vitaminen gehört: Es wird eine fette Komponente benötigt, damit der Körper es aufnehmen kann (Sonnenblumen-, Olivenöl, Butter …). Für das einfachere Merken der fettlöslichen Vitamine gibt es übrigens – je nach Herkunftsland bzw. Supermarktkette – eine einfache Eselsbrücke: In Österreich merkt man sich „A-D-E-K" und in Deutschland „E-D-E-K-A".

REZEPT

LADY SUNSHINE

PFLEGENDES KAROTTENÖL

- *1 große Karotte*
- *200 ml Öl – je nachdem, was im Küchenschrank verfügbar ist, es sollte aber auf mittlerer Stufe erhitzbar sein (Olive, Distel, Erdnuss, Jojoba …)*
- *4 EL frische Spitzwegerichblätter und Ringelblumen*
- *1 Glas (250 ml)*

Zubereitung

1. Die Karotten erst waschen und gut abtrocknen, dann mit einem Schäler in dünne Scheiben schneiden.
2. Je nach Außentemperatur kann die Karotte auf Backpapier entweder mit einem Geschirrtuch draußen ca. 4–5 Stunden trocknen, sonst bei ca. 40–50 Grad im Backofen 2–3 Stunden mit dem Kochlöffel in der Ofentür.
3. Anschließend Karotten mit dem Öl in einen Topf geben und bei mittlerer Hitze für ca. 3 Stunden ziehen lassen.
4. In den letzten 60 Minuten noch die klein geschnittenen Kräuter dazugeben.
5. Danach alles vom Herd nehmen und über Nacht mit einem Geschirrtuch zugedeckt stehen lassen.
6. Am nächsten Tag alles durch einen Kaffeefilter/ein Siebtuch absieben. Nun noch in eine beschriftete Flasche abfüllen und an einem dunklen Ort lagern.

Anwendung

Gerade nach dem sonnigen Sommer ist dieses Öl eine hervorragende Körperpflege: Beispielsweise nach dem Duschen auf die noch feuchte Haut auftragen oder als „After-Sun"-Pflege. Ich verwende dieses Öl auch zwischendurch im Gesicht: Ein paar Tropfen erst in den nassen Händen verreiben und dann sanft im Gesicht einmassieren. Gerade nach einem Badetag wunderbar!

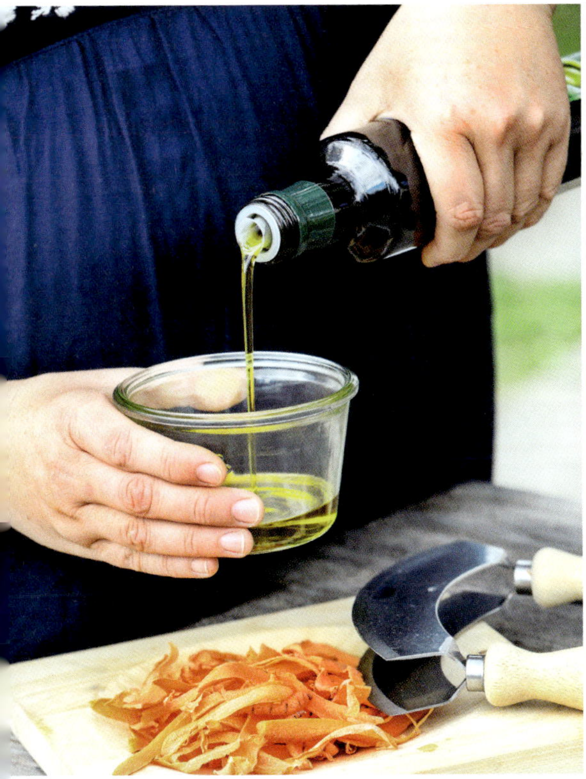

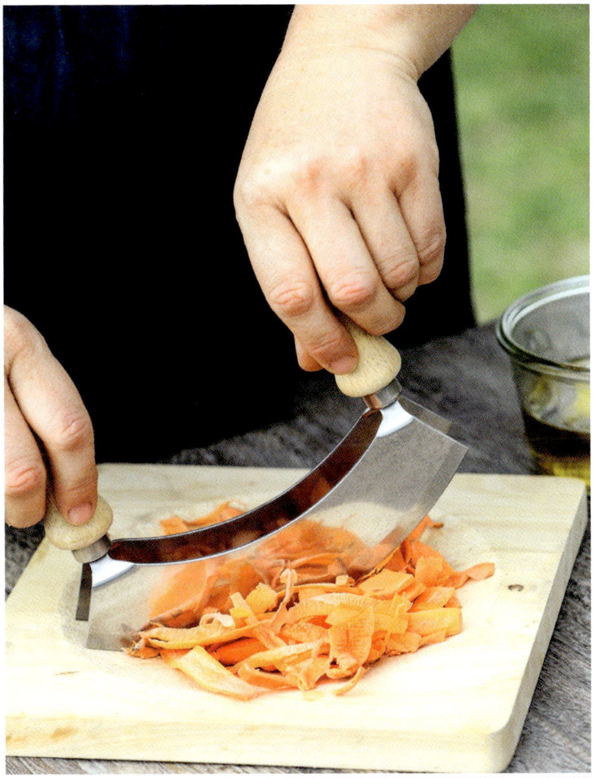

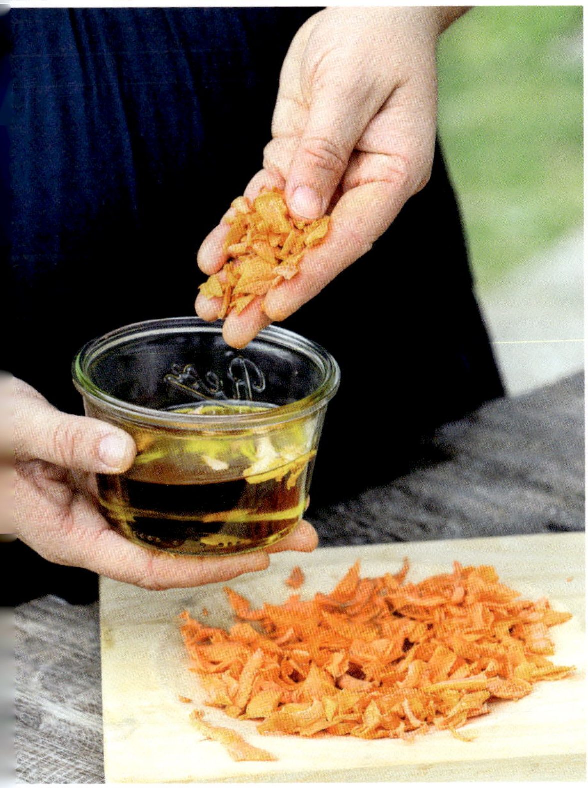

LUXUS-VARIANTE
AUF DER NÄCHSTEN
SEITE

LUXUS-VARIANTE

LADY SUNSHINE VINAIGRETTE-VARIANTE

HYDROLAT-ÖL

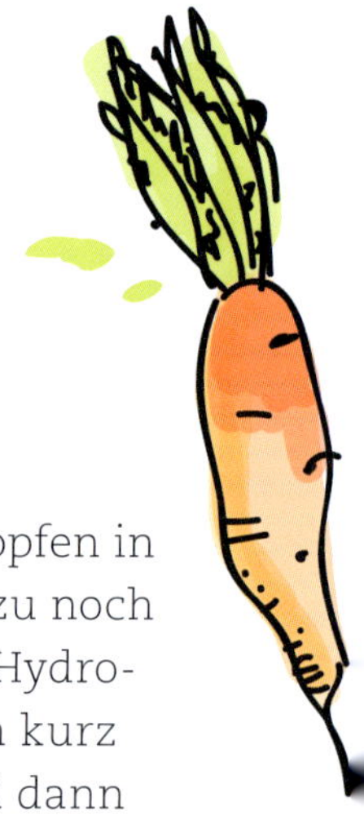

Für alle, die sich selbst ab und zu ein Hydrolat gönnen oder vielleicht sogar herstellen, gibt es noch die **„Vinaigrette-Variante“** – statt Essig-Öl, wie beim Salat, gibt es Hydrolat-Öl: Das Lady-Sunshine-Öl einfach mit dem Lieblings-Hydrolat mischen. Je nach Hauttyp, Jahreszeit, Zyklus … können die Anteile variieren, 2 Teile Hydrolat mit einem Teil Öl in ein Fläschchen geben. Vor der Anwendung immer gut schütteln. Diese Variante ist nicht so lange haltbar, wie wenn die Flüssigkeiten getrennt voneinander aufbewahrt werden. Deshalb für die Mischung besser ein kleines Fläschchen verwenden und immer wieder nachfüllen!

Mittlerweile habe ich es mir so angewöhnt, dass ich eine Sprühflasche mit Hydrolat und eine mit Öl im Badezimmerschrank habe. Ich gebe dann ein paar Tropfen in meine Handfläche und dazu noch ein paar Sprühstöße vom Hydrolat. Das Ganze verreibe ich kurz zwischen den Händen und dann sofort ins Gesicht.

Vergangenes Jahr hatten wir die Möglichkeit, bei einem „Gärtner unseres Vertrauens“ Lavendel aus dessen Garten zu ernten und zu destillieren. So ein Lavendel-Hydrolat in Kombination mit Karotte ist gerade im Sommer eine Wohltat für die Haut.

—> TIPP

Die Apfelmaske (siehe Seite 36) ist hier eine optimale „Vorbehandlung“ für das Karottenöl. Die Kräuter unterstützen die hautpflegende Wirkung der Karotte. Und wie immer gilt: Einfach selbst ausprobieren – wem der Spitzwegerich vielleicht nicht so grün ist, der nimmt eben Gänseblümchen oder Thymian oder …

REZEPT

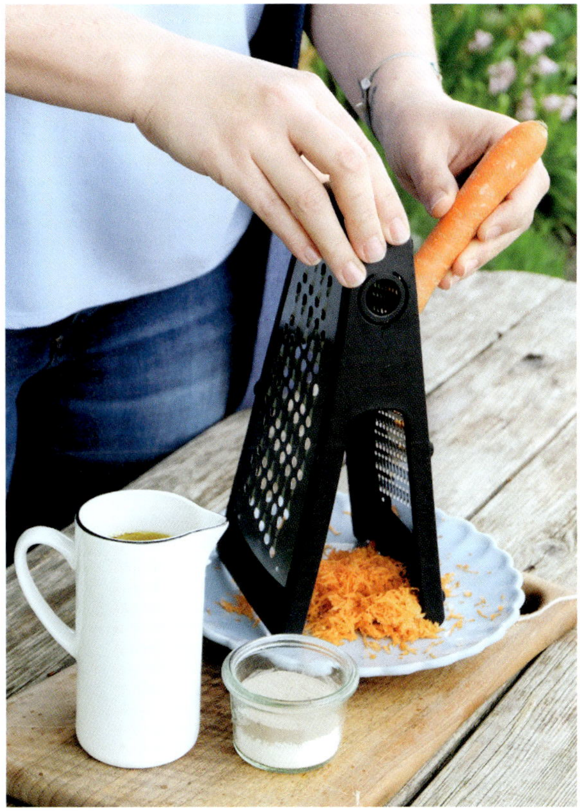

HEILERDE MIT KAROTTE

GESICHTSMASKE

- *3 EL geriebene Karotte*
- *2 EL Heilerde*
- *1 TL Öl*

Zubereitung/Anwendung

1. Die Karotte mit der Heilerde und dem Öl vermischen und auf das Gesicht auftragen. Wenn die Mischung zu flüssig ist, noch etwas Heilerde hinzufügen. Danach für 15 Minuten ruhen und die Maske wirken lassen. Mit lauwarmem Wasser reinigen.

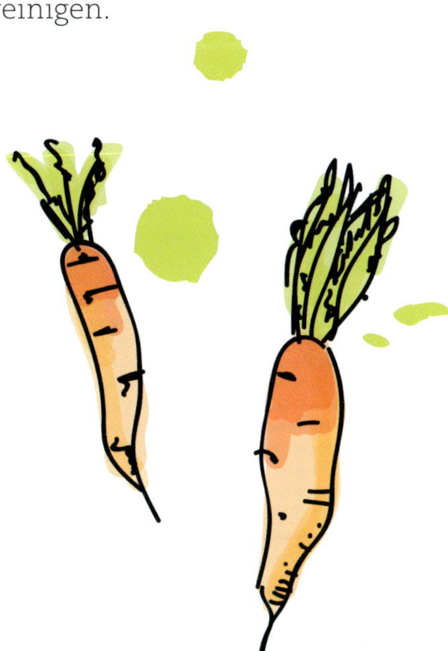

→ INFO

Die Heilerde wirkt reinigend, besonders bei fetter Haut, großen Poren oder anderen Verunreinigungen ist sie sehr hilfreich. Es gibt sie in unterschiedlichen Farben und mit unterschiedlicher Wirkung, wer aber keine besondere Hautsituation hat, kann einfach ein „handelsübliches Produkt“ kaufen.

FACTBOX

Nach wie vor spricht man bei der Kohlanwendung von der „Erfahrungsheilkunde“, in der Schulmedizin gibt es keine offizielle Verwendung dafür. Wenn über die „richtige“ äußerliche Anwendung von Kohlblättern gesprochen wird, ist dies oft auch eine Frage der Philosophie: Da gibt es die, die den Kohl mit dem Nudelholz walken. Oder die, die auf keinen Fall den Strunk der Blätter rausschneiden würden. Und dann kommt es bei manchen auch noch darauf an, ob die Ober- oder Unterseite aufgelegt wird. Das ist dann oft so wie bei den Imkern, in der Religion oder mit der Politik: Jeder hat so seine Einstellung – und meistens ist die eigene Herangehensweise einfach die optimalste. Grundsätzlich geht es in diesem Fall darum, die Variante zu finden, die einem individuell am passendsten erscheint.

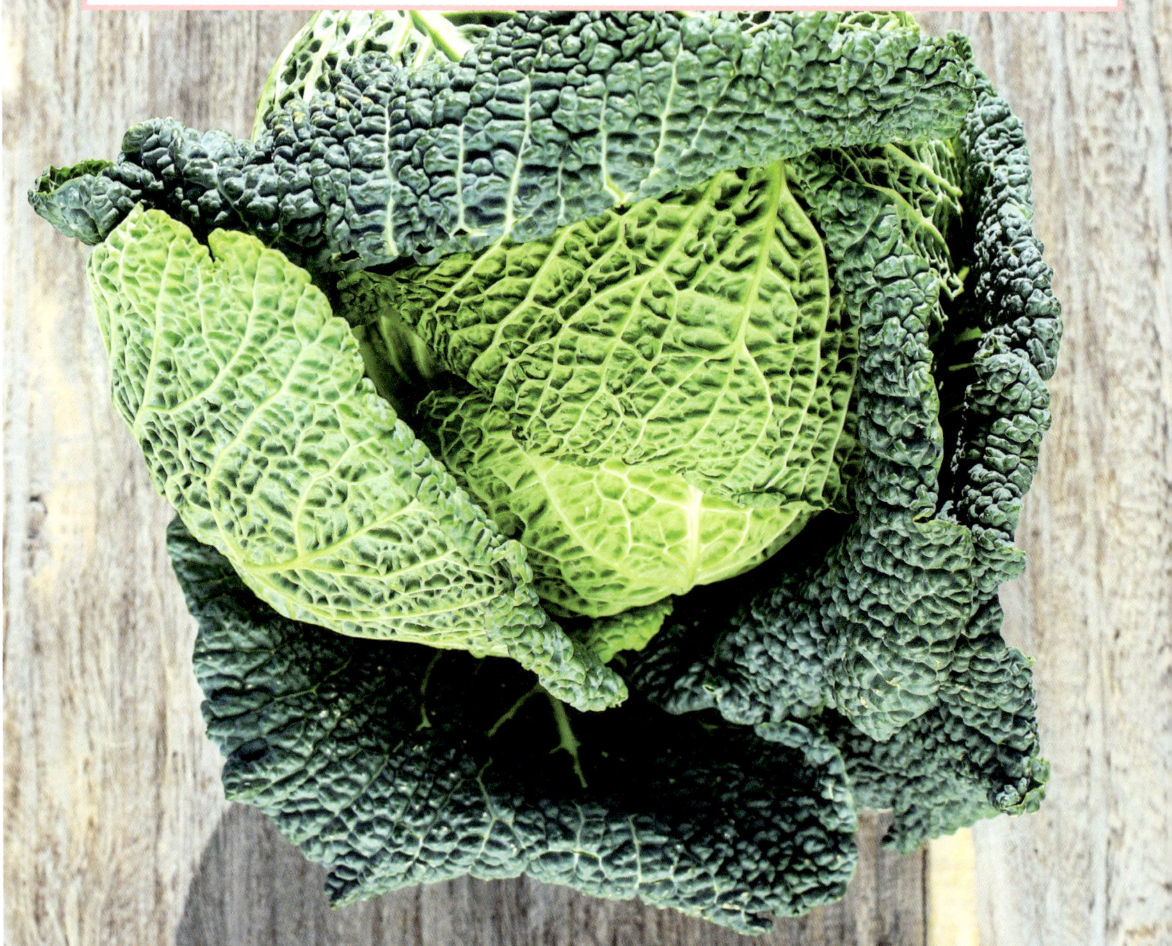

KOHLWICKEL OK, ABER SALAT? AUF DER HAUT?

Salat oder Kohlkopf?

KOHL (WIRSING)

Dass Kohl bei Gelenksbeschwerden, geschwollenen Extremitäten oder anderen Problemen äußerlich aufgelegt wird, ist nichts Neues mehr. Viele verwenden den Kohl im Frühling, wenn sie diverse Entschlackungskuren machen. Innerlich genossen als Suppe, äußerlich z. B. auf Fußsohle oder Handinnenfläche aufgelegt zur Anregung der Entgiftung über die Haut. In einem Seminar hat eine Frau erzählt, dass sie vom vielen Stricken und Häkeln Schmerzen bzw. Abnutzungserscheinungen in den Hand- und Fingergelenken hatte. Und weil sie mit der Verwendung von Kohlblättern vertraut war, hat sie über eine längere Zeit ihre Hände über Nacht mit Kohl eingewickelt – mit Erfolg. Solche Geschichten kenne ich auch bei geschwollenen Knien oder bei Erkältungskrankheiten, wo man die Blätter auf die Brust oder den Rücken auflegt.

SALAT

Sämtliche Salate (Kopfsalat, Endivien usw.), die es in unseren Breiten im Garten gibt, haben eine kühlende Wirkung. Die können wir uns z. B. zunutze machen, wenn wir das Gesicht etwas erfrischen wollen. Einfach ein Salatblatt mit dem Nudelholz kurz anwalken und dann auflegen. Das gilt natürlich auch für die Füße oder Gelenke. Natürlich gibt es hierfür wirksamere Zutaten, aber manchmal muss es eben rasch und unkompliziert gehen!

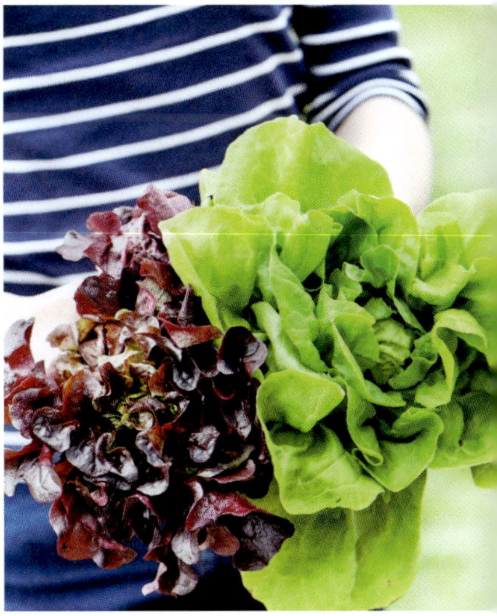

REZEPT

KOHLWICKEL

ÄUSSERLICHE ANWENDUNG

- *2 Blätter vom Wirsing*
- *1 Glasflasche*
- *2 Tücher (Größe einer Stoffwindel/ Geschirrtuch)*

→ HINWEIS

Wer einen Nudelwalker aus Holz besitzt und noch nicht oft Kräuter damit bearbeitet hat, sollte einfach bedenken, dass Pflanzen beim Walken einen Saft abgeben, der im ersten Moment manchmal erfreulich grün aussieht und später dann nachbräunt – so wie z. B. ein Apfel oder eine Banane „oxidiert". Manch eine/r empfindet das optisch als störend.

Weil nicht jeder ein Nudelholz hat, kann auch mit einer Glasflasche gewalkt werden. Den gewalkten Kohl zum Beispiel auf ein Tuch in Dreiecksform legen, den Fuß daraufstellen und das Tuch um das Sprunggelenk befestigen.

Wirkung

Grundsätzlich wirkt Kohl desinfizierend. Da er die Flüssigkeitsabsonderung anregt, kann er Giftstoffe über die Haut ableiten. Unter anderem wird davon berichtet, dass sich der Körpergeruch während der Anwendungsdauer verändert, auch Schmerzen können kurzfristig stärker werden. Genauso kann er aber ein Heilmittel sein, das Schmerzen sehr rasch lindert.

Anwendung

Eine Anwendungsdauer von zumindest 3–4 Tagen ist empfehlenswert.

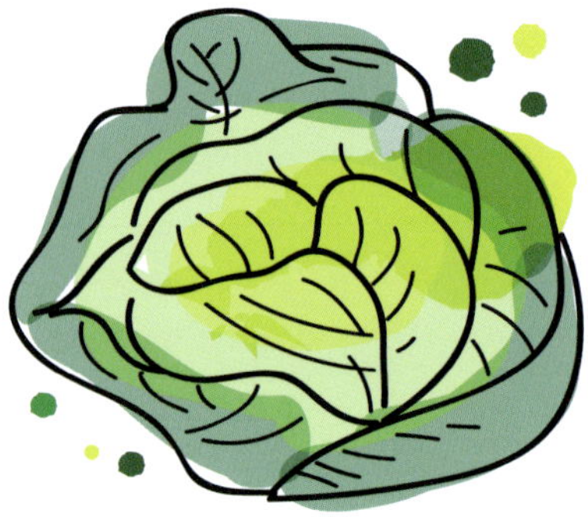

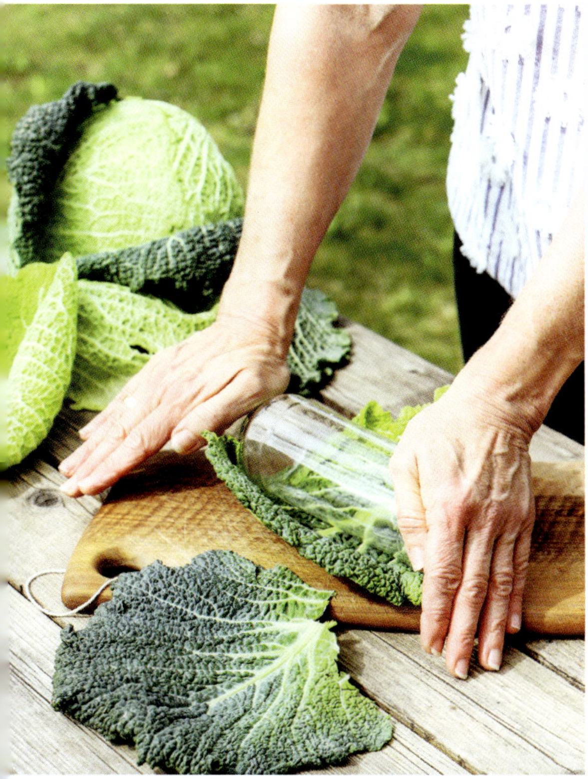

WICHTIG:
Manche beschreiben bei Kohl unter anderem eine Erstverschlimmerung, deshalb sollte schon abgewogen werden, ob es eine wohltuende oder doch eher belastende Anwendung ist. Und wie immer gilt: Besondere Vorsicht ist bei Kindern, Schwangeren, Schwerkranken oder älteren Menschen geboten bzw. sollten solche Anwendungen bei diesen Personengruppen in Absprache mit Fachkundigen erfolgen.

INTERESSANT:
Seit Längerem erweckt der Kohl schon das Interesse im Bereich der Krebsforschung. Unter anderem gibt es zu diesem Gemüse sehr alte Dokumente, welche den Einsatz von Kohlwickeln bei „krebsartigen Geschwüren und Geschwülsten“ in Süditalien, der Normandie und der Bretagne beschreiben.

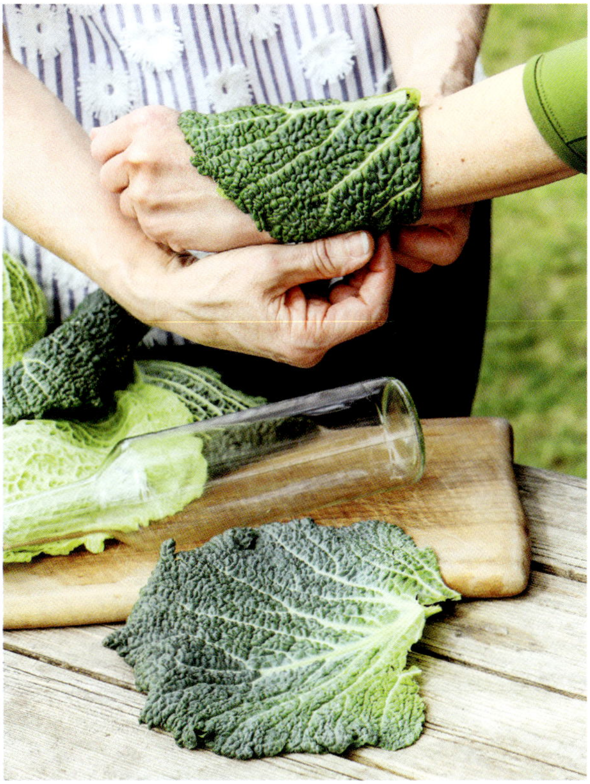

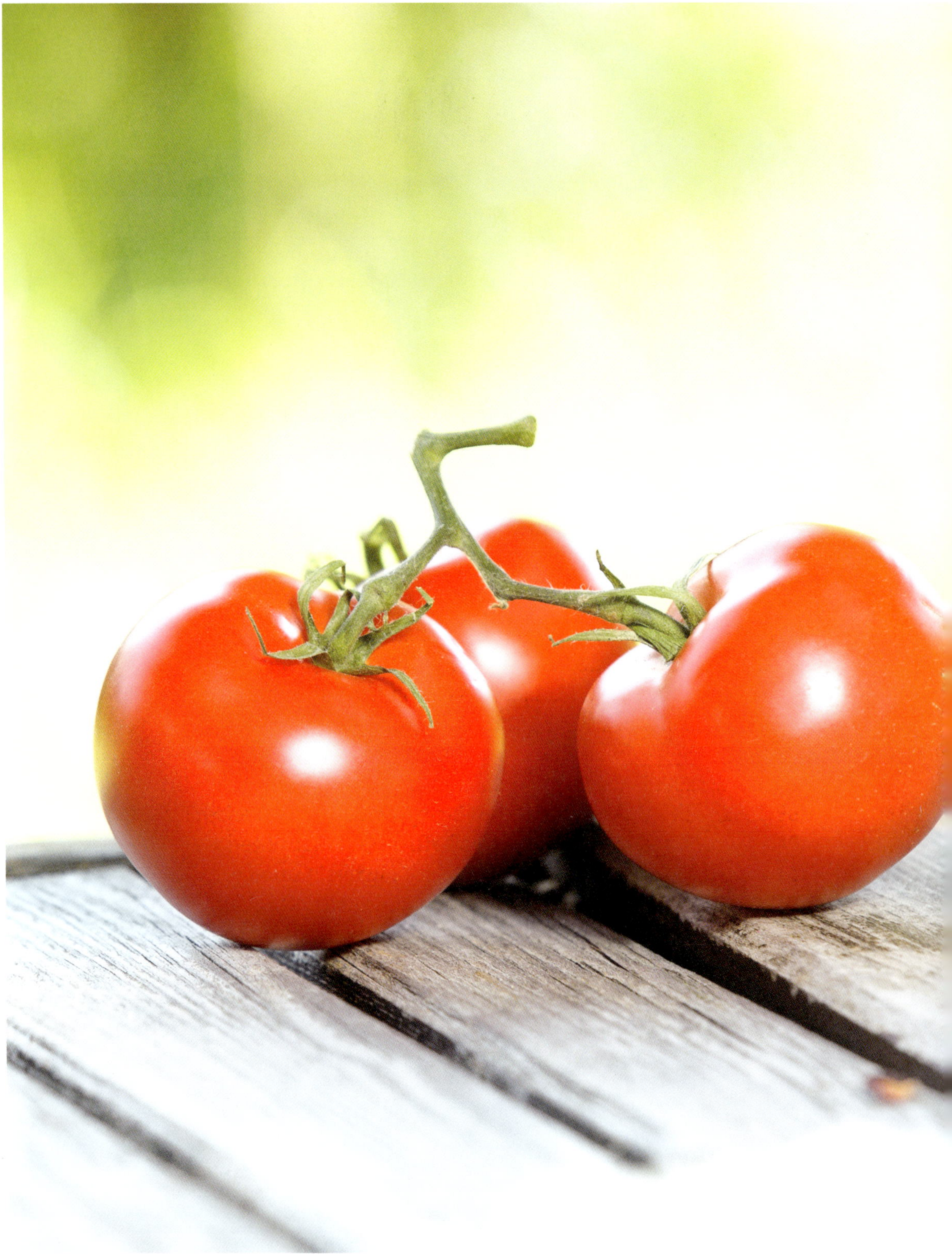

Tomate

Ich liebe Tomaten! Schon als kleines Kind in Opas Garten habe ich öfter mal Cocktailtomaten stibitzt.

Vor ein paar Jahren bin ich dann auf ein Rezept mit den „Paradiesäpfeln“ gestoßen, weil sie gegen fettige Haut helfen sollen: Es war ein heißer Sommer und meine Friseurin meinte, ich bräuchte mal was Neues – und schnitt mir einen Pony. Daraufhin bekam ich recht rasch eine leichte Form der Sommerakne auf der Stirn. Nicht einmal in meiner Pubertät musste ich mit Pickeln kämpfen und dann mit knapp über 30 bekam ich diese Teenagerhaut. Von fachlicher Seite hieß es, das würde mit dem Herbst, weniger Schwitzen und den nachgewachsenen Haaren wieder vorbeigehen. Weil es mich dann aber doch störte, habe ich es erst mit der Variante „Honig pur“ versucht, was auch prima klappte. Als ich von der Tomate und ihrer Wirkung auf die Haut hörte, wollte ich es einfach ausprobieren. Erst habe ich sie mit Mehl bzw. Heilerde gemischt. Und weil ich Honig einfach großartig finde, habe ich die zerdrückten Tomaten dann doch auch noch mit Honig gemischt. Eh klar.

Tomaten haben neben einigen Inhaltsstoffen auch viele wunderbare Eigenschaften, von denen einige auch wissenschaftlich bewiesen und durch Studien belegt sind.

Sie beinhalten die Vitamine A, B, C und E. Das Vitamin C steckt übrigens hauptsächlich in der geleeartigen Hülle, die die Kerne umgibt. Außerdem Mineralstoffe wie Zink, Kalium, Kalzium, Magnesium, Phosphor und Schwefel und wichtige Phytostoffe wie beispielsweise Lycopin, Carotinoide (Flavonoide).

TOMATEN AUF DER HAUT

Das Fruchtfleisch enthält Säure, die das überschüssige Fett auf unserer Haut entfernt. Deshalb eignet die Tomate sich auch hervorragend für Masken, Peelings oder Spülungen. Da ich ein Fan der klassisch roten Tomate bin, habe ich bisher noch nie gelbe Tomaten für meine Haut verwendet. In der Literatur konnte ich aber Hinweise finden, dass die gelbe Variante weniger Säure enthält und deshalb besser geeignet sei, wenn die Haut empfindlicher ist.

FACTBOX

Was hier ein grandioses Wunder der Natur ist, ist folgende Tatsache: Lycopin, DER Tomaten-Inhaltsstoff, der aktuell in aller Munde ist, wird in natürlicher Form – nämlich beim Verzehr von Tomaten, Tomatenmark und Speisen, die Tomaten beinhalten, gut vom Körper aufgenommen. Aber wie so oft lässt die Aufnahmefähigkeit unseres Körpers mit dem Alter nach. In Studien wurde versucht, einen Zusammenhang zwischen der Aufnahme von Lycopin und Krebserkrankungen herzustellen. Und unter bestimmten Gegebenheiten konnte eine Beziehung auch nachgewiesen werden.

Spannend: Wurde isoliertes Lycopin in Form eines Nahrungsergänzungsmittels verabreicht, war kein Zusammenhang feststellbar.

Lycopin ist ein Antioxidans und wird fälschlicherweise von manchen als „Tomatenvitamin" bezeichnet. Es ist ein sekundärer Pflanzeninhaltsstoff und gehört zu den Carotinoiden.

Eine kleine Eselsbrücke: Karotten sind orange – und Carotinoide beinhalten eben diese Pflanzenfarbstoffe, die ein Farbspektrum von gelb bis rot haben.

REZEPT

SHINY TOMATOE

SCHNELLE MASKE FÜR FETTIGE HAUT

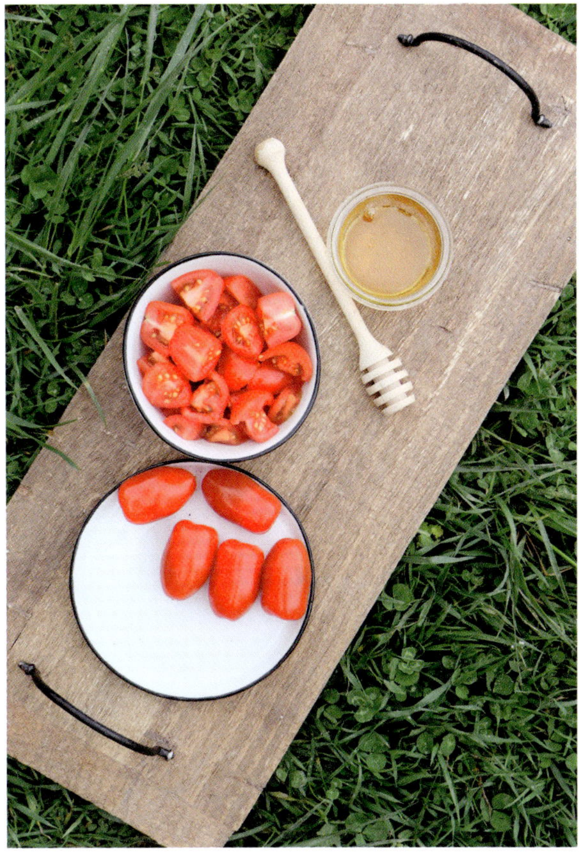

- *1 EL zerdrückte/pürierte Tomate*
- *1 TL Honig*

Zubereitung/Anwendung

1. Tomaten klein schneiden und zerdrücken oder im Mixer pürieren, danach mit dem Honig vermischen. Die Maske auf das Gesicht auftragen. Für gut 10–15 Minuten einwirken lassen, anschließend mit lauwarmem Wasser abnehmen. Die Haut fühlt sich danach richtig „rein“ an.

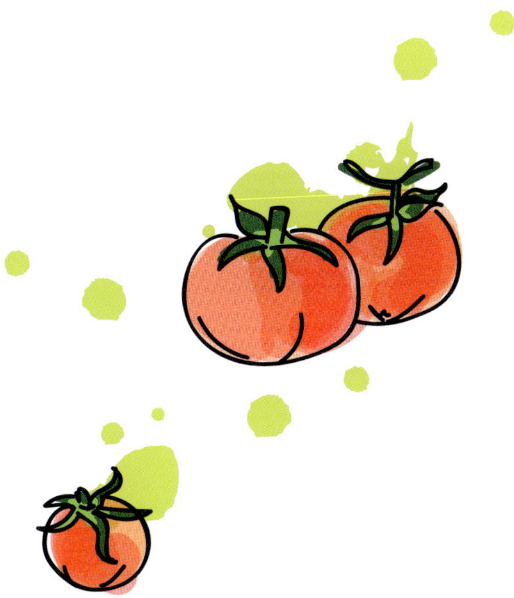

→ TIPP

Natürlich kann diese Variante noch mit anderen Zutaten ergänzt werden. Eine vielleicht etwas ungewöhnliche Combo sind Tomate und Kakao. Mein Bruder würde sagen, so was machen nur Hippies. Deshalb hier auf der nächsten Seite noch die Variante für alle Blumenkinder:

REZEPT

HIPPIE-LOVE

MASKE/PEELING

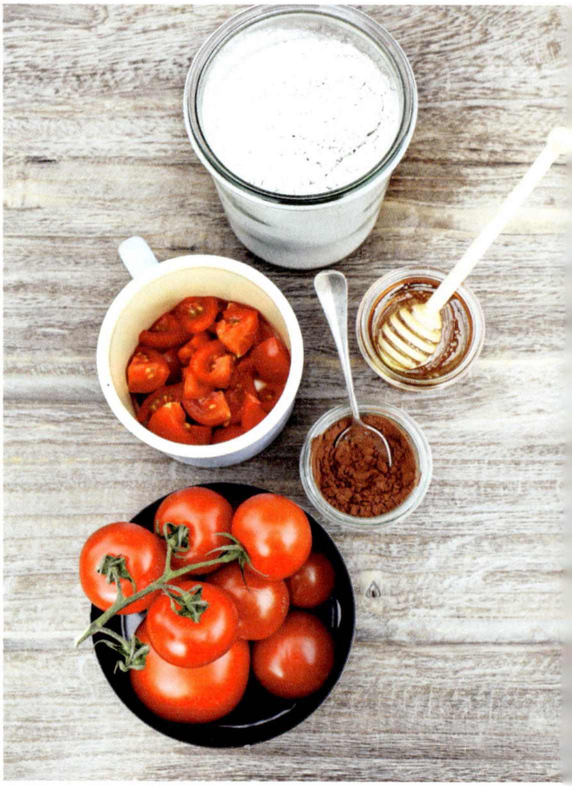

- *2–3 EL Tomatenmus*
- *1 TL Honig*
- *1 TL Kakaopulver (entölt)*
- *Evtl. 1 TL Roggenmehl oder Mohn*

Zubereitung/Anwendung

1. Tomaten klein schneiden und mit der Gabel zerdrücken, bis ein Mus entsteht. Die Schale muss dafür nicht entfernt werden.
2. Tomatenmus mit den restlichen Zutaten gut vermengen.
3. Die Maske mit sanft kreisenden Bewegungen auf das Gesucht auftragen und am besten noch für 10–15 Minuten darauflassen.
4. Mit lauwarmem Wasser reinigen und pflegen wie gewohnt.

→ TIPP

Ein Peelingeffekt kann durch das Hinzufügen von Mohn oder Mehl erzielt werden. Oft wird in der Hautpflege Reismehl verwendet. Ich bin ein Fan von Roggenmehl – es ist sehr wohltuend und hat in unseren Breitengraden in der Hautpflege eine Tradition. Wer es gerne römisch mag, kann sich auch noch den letzten Esslöffel getrocknete Hülsenfrüchte zerkleinern und mit der Tomate mischen

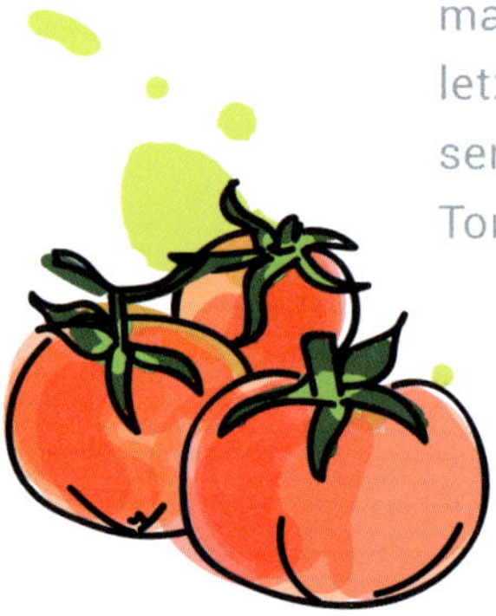

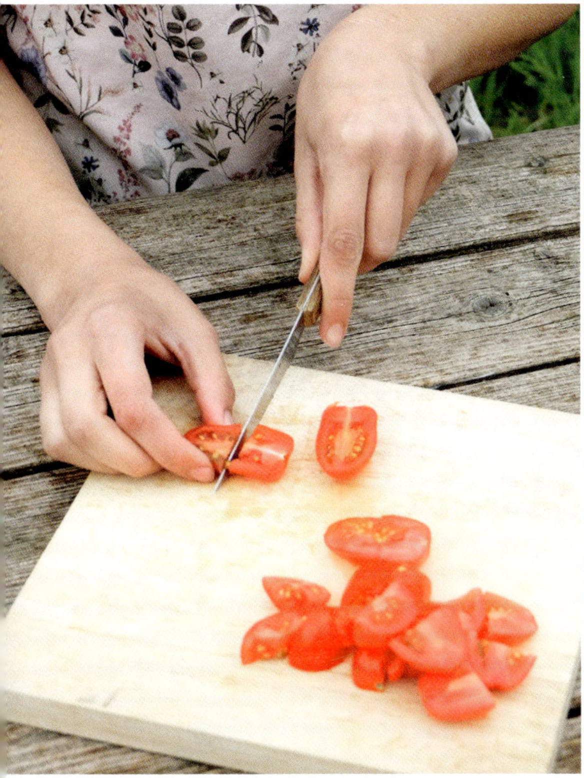
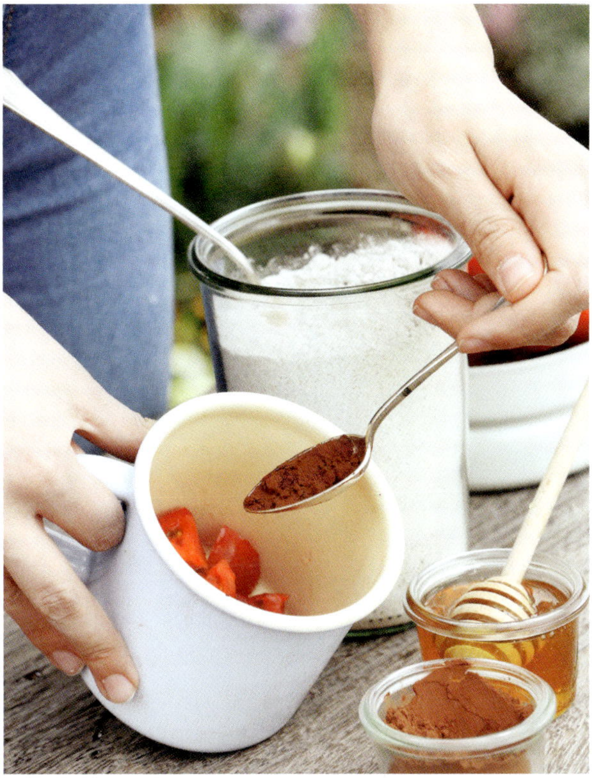
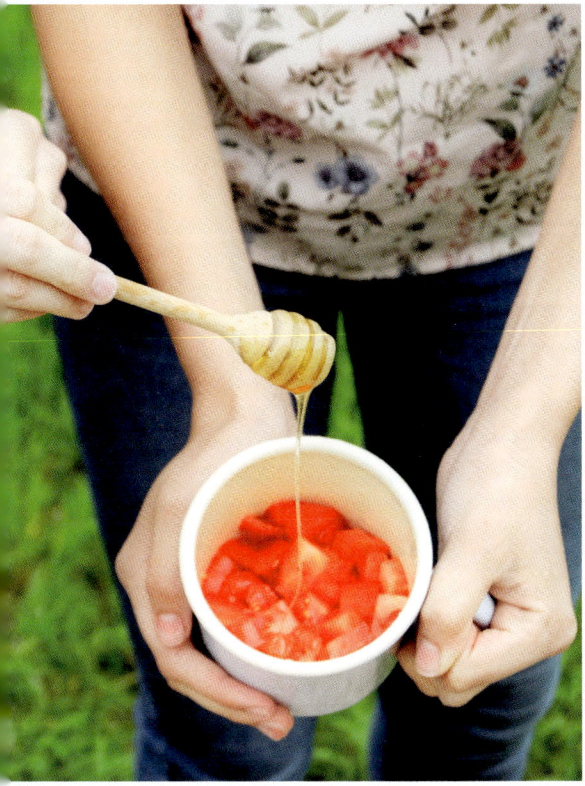
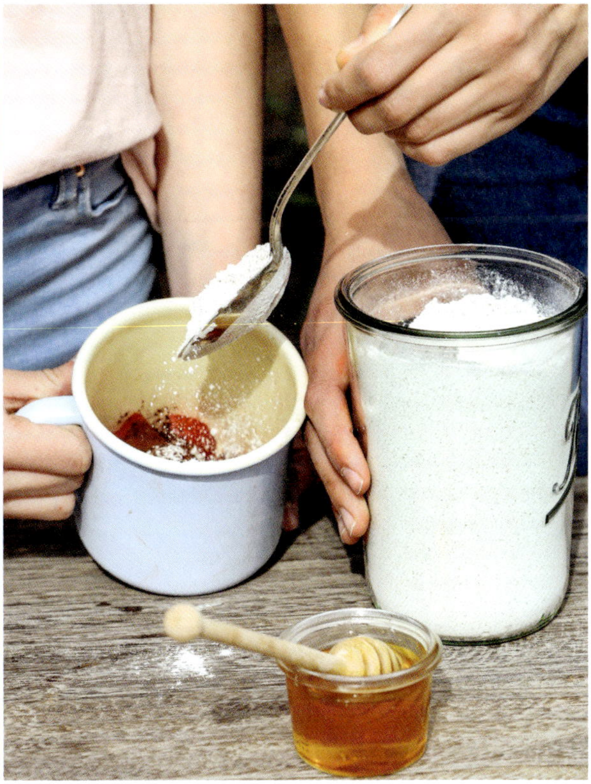

REZEPT

JUICY TOMATOE

HAARSPÜLUNG

- ¼ l Tomatensaft
- ¼ l Kräutertee
- 1 Spritzer Zitronensaft

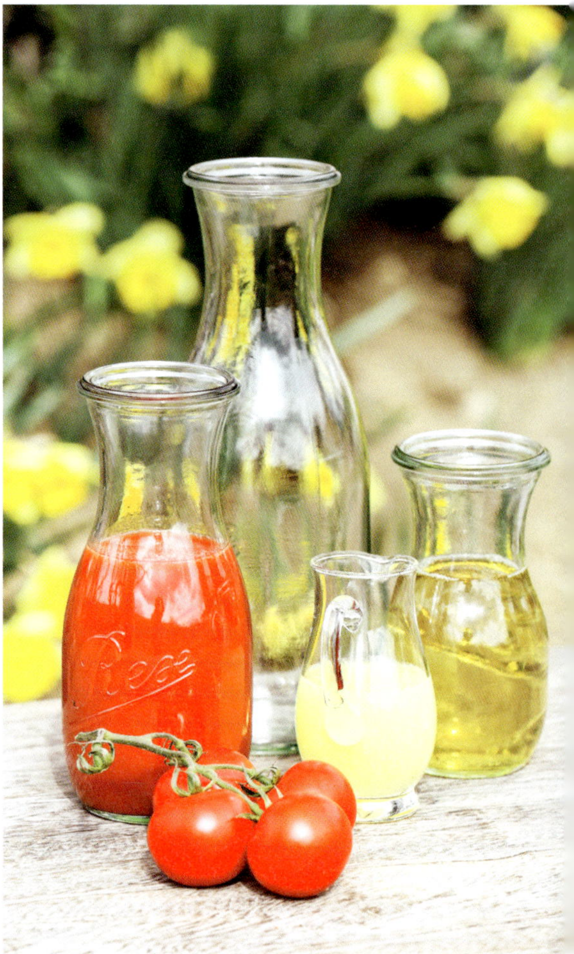

Zubereitung/Anwendung

1. Alle Zutaten gut miteinander vermischen. Nach dem Haarewaschen ins Haar geben, kurz einwirken lassen und danach gut ausspülen.
2. Es können Kräuter je nach Vorliebe verwendet werden: Brennnessel unterstützt die Reinigung bei fetter Kopfhaut, Kamille ist toll für blonde Haare und Rosmarin aktiviert die Kopfhaut.

—> ANREGUNG FÜR ALLE MEHLSHAMPOO-FANS:

Beim nächsten Waschgang einfach noch einen ordentlichen Schluck Tomatensaft statt Wasser ins No-poo-Shampoo geben.

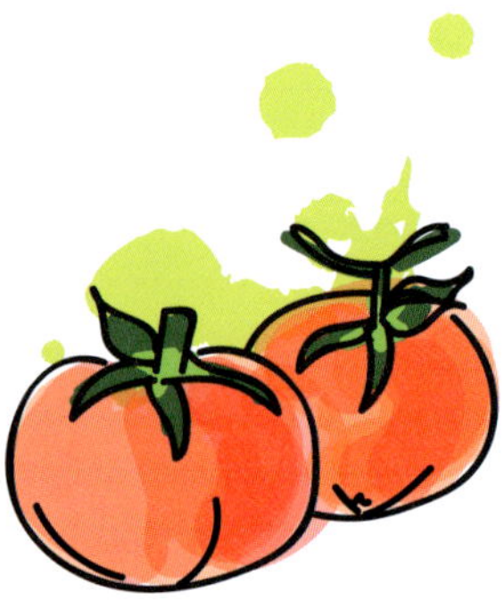

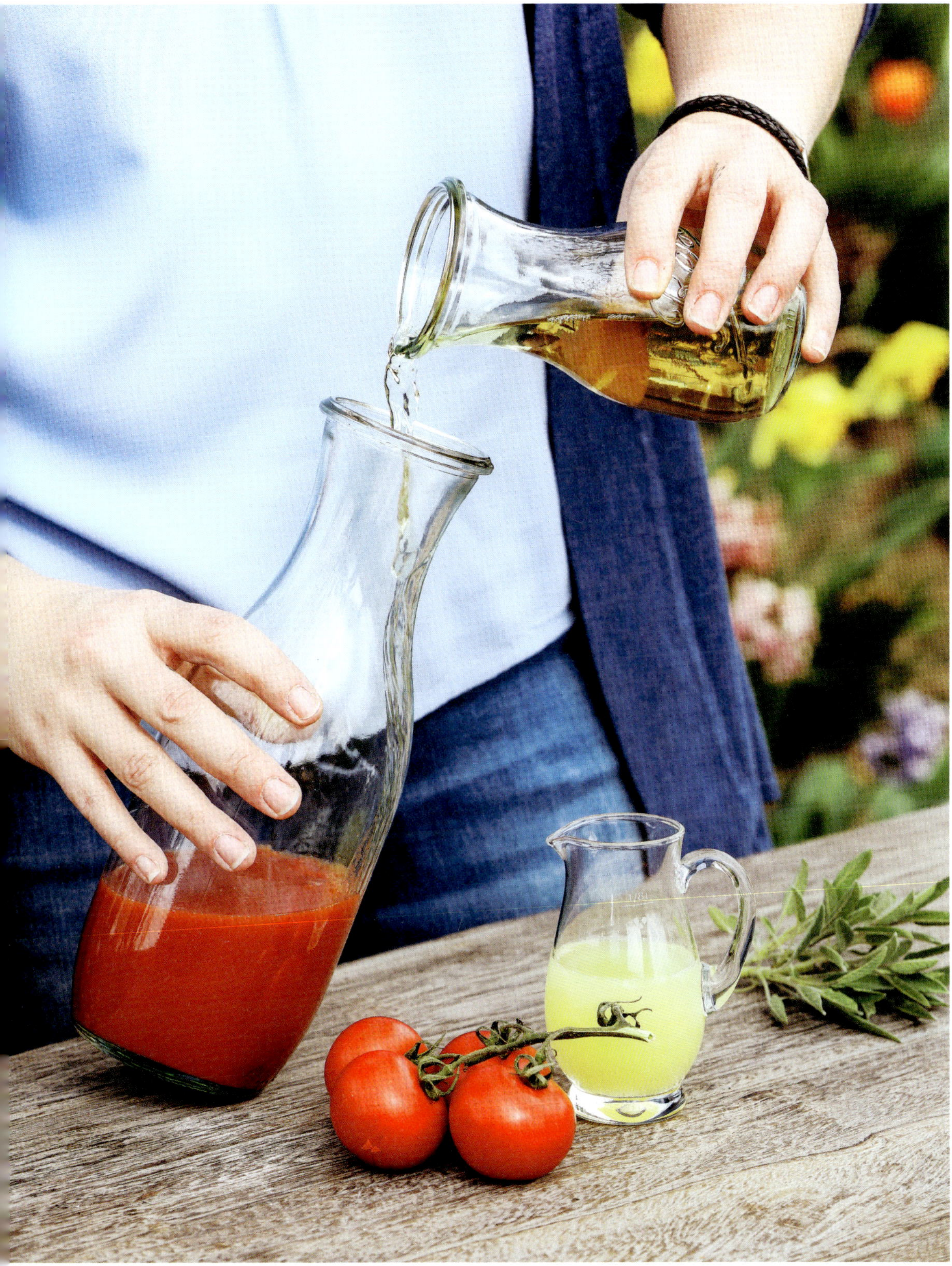

FACTBOX

Der tolle Nebeneffekt von Gerichten, bei denen die Kartoffeln gerieben und danach ausgepresst werden, ist der Saft, der übrig bleibt. Anstatt ihn einfach wegzuschütten, kann er vielseitig eingesetzt werden.

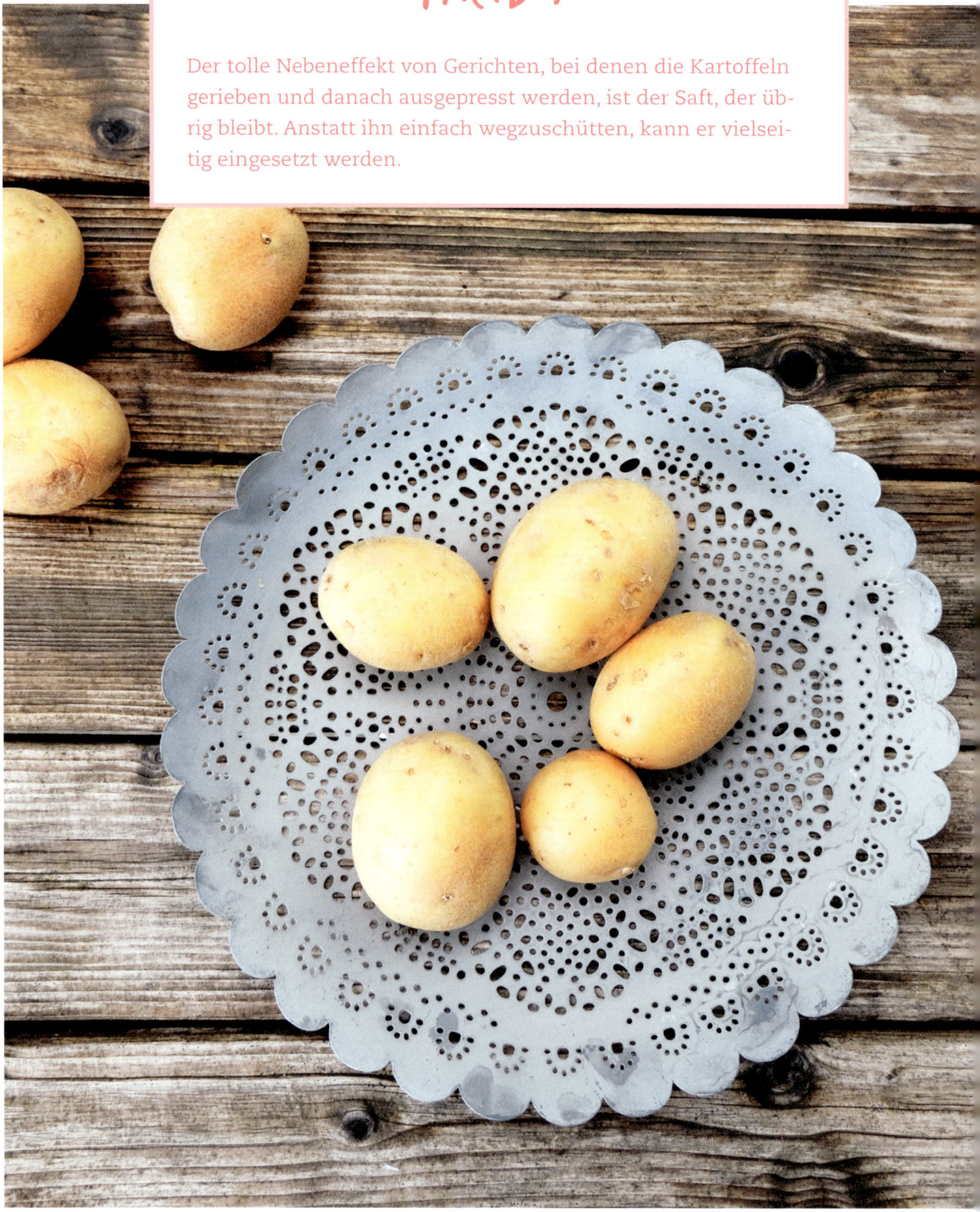

Kartoffel

Die kleine runde Knolle ist ein wahrer Tausendsassa – ob innerlich oder äußerlich – sie ist eine gesunde Sache. Mal von Pommes abgesehen …

Meine erste Kartoffel-Erfahrung machte ich mit etwa 20 Jahren in der Zeit meiner Krankenpflege-Ausbildung: Ich hatte eine Bronchitis, habe in einem Naturheilkundebuch nachgelesen, und da wurde eine Kartoffelauflage empfohlen. Zwar wurde im Buch geraten, die Temperatur gut zu überprüfen, da es sonst leicht zu Verbrennungen kommen könne, doch habe ich schnell zu spüren bekommen, wie es ist, wenn man die Warnung unberücksichtigt lässt. Es war mir auf jeden Fall eine Lehre: Bei mir ist es noch mal gut gegangen. Bei einem Kind hätte das andere Auswirkungen haben können. Besonders bei kleineren Kindern kann es rasch zu einer Verbrennung kommen, da die Geschwindigkeit, in der Reize, wie bspw. Hitze/Kälte, ans Gehirn weitergeleitet werden, einfach noch geringer ist, kann es bereits zu einer Verbrennung kommen, bevor das Kind auch nur „Aua" gesagt hat.

Diese Anwendung aus der Naturheilkunde ist nur eine Möglichkeit. Die Kartoffel ist sehr vielseitig: Ob als Packung für Hände und Füße oder der Kartoffelsaft in eine Creme eingearbeitet – gerade für rissige oder verhornte Haut leistet sie gute Dienste.
Kartoffeln enthalten Vitamin B und C, Folsäure (ebenfalls ein B-Vitamin), verschiedene Mineralstoffe, wie Magnesium, Kalium, Kalzium, Phosphor, Kupfer, Zink u. a. Kalium wirkt entwässernd, Magnesium stärkt uns und unser Herz in stressigen Zeiten.

REZEPT

PURE ICED POTATOE

Für die Verwendung von Kartoffelsaft gibt es mehrere Herangehensweisen, jede hat ihren Vorteil und verschafft so eine gewisse Flexibilität:

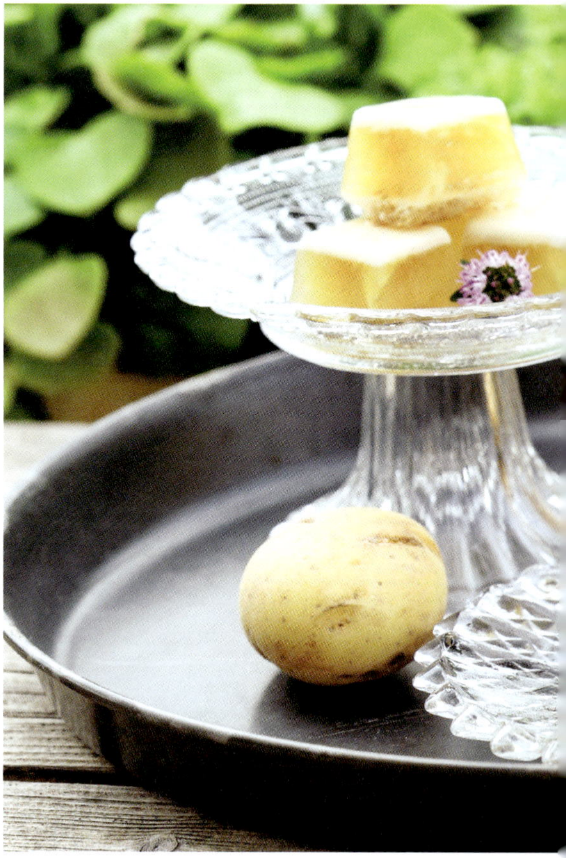

DIE PLANERIN

- *Kartoffelsaft*
- *Eiswürfelformen/Becherchen*

Zubereitung

1. Den Saft der frisch ausgepressten Kartoffel in eine Eiswürfelform leeren und in den Gefrierschrank geben.

Anwendung

Diese Eiswürfel können entweder zu einem späteren Zeitpunkt mit weiteren Zutaten verarbeitet werden oder ganz spontan, wenn die lange Nacht an den Augenpartien erkennbar ist und diese ein wenig mehr Zuwendung brauchen als nur das übliche Morgenritual.

Die spontane Variante: Einfach einen Eiswürfel nehmen und kreisförmig um die Augenpartie anwenden. Wer es nicht so kalt mag, wickelt den Würfel in ein Stofftaschentuch und tupft sanft vom äußeren Augenwinkel zur Nase und über die Augenbraue wieder zum äußeren Augenwinkel.

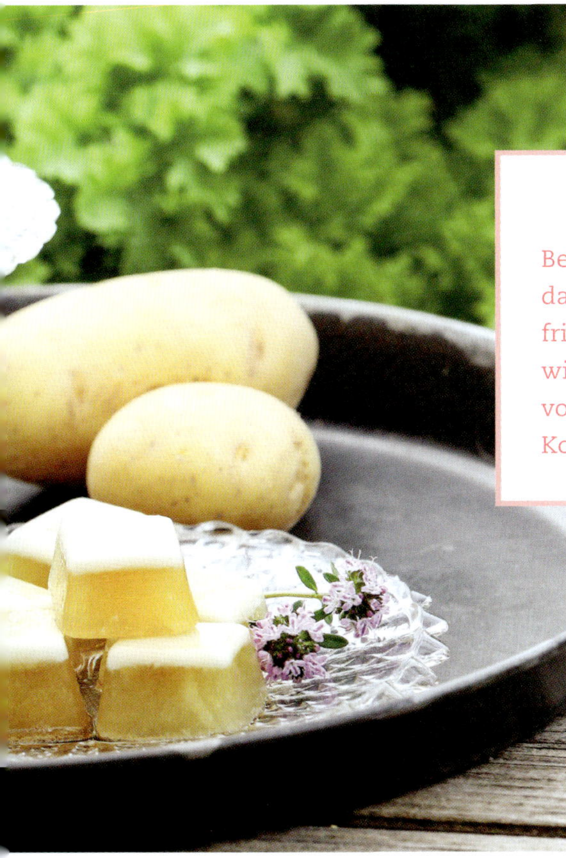

ZERO WASTE

Beim nächsten Mal Kochen mit Kartoffeln das Kartoffelwasser auffangen und einfrieren! Und wer wirklich alles verwenden will: Die Stärke setzt sich ab und löst sich vom Eiswürfel, diese kann wieder zum Kochen verwendet werden.

DIE PRAGMATISCHE

Wer es nicht so gerne gefroren mag, kann sich statt Kartoffelsaft zur Abwechslung mal eine dicke Scheibe abschneiden – von der Kartoffel – und diese direkt unter den Augen auflegen. Oder zuerst das Gesicht in kleinen Kreisen massieren und sich dann zum Schluss noch für 15 Minuten mit den Kartoffelscheiben auf die Couch oder unter den Kirschbaum legen.

DIE ALCHEMISTIN

Und dann gibt es die Momente, in denen wir uns gerne Zeit lassen und die Zubereitung auch schon Teil des Schönheitsrituals ist: Die Hälfte einer mittleren Kartoffel klein schneiden, in einen Mörser geben und dort gut zu einem Brei verreiben. Je nach Konsistenz lässt sich der Brei gut direkt auftragen. Manche finden es angenehmer, ihn auf ein kleines Stück Tuch zu geben und so aufzulegen. Dafür sind entweder Stoffreste (bspw. häufig gewaschene Baumwolle) oder wiederverwendbare Abschminkpads – auch aus Stoff – bestens geeignet. Bei uns zu Hause zerschneide ich dafür schon mal ein uraltes Geschirrtuch.

GRUNDREZEPT

OMAS KARTOFFELSÖCKLE*

FÜR GEPFLEGTE FÜSSE

- *1 kleine Kartoffel*
- *2 EL Apfelessig*
- *1 EL Honig*
- *2 EL Olivenöl*

Zubereitung/Anwendung

1. Die Kartoffel reiben und den Saft auspressen, mit Essig, Honig und abschließend Öl verrühren.
2. Ein Baumwolltuch darin tränken und um die betroffene Stelle (meist die Ferse) wickeln, ein Handtuch oder eine große Socke darüberziehen und für 30 Minuten einwirken lassen.

→ WARUM OLIVENÖL?

Gerade in der kalten Jahreszeit ein sehr reichhaltiges und pflegendes Öl. Allerdings kenne ich Menschen mit Neurodermitis, die mit Olivenöl keine Freude haben. Manche mögen da z. B. Sonnenblumenöl oder nicht regional, dafür hilfreich: Kokosöl.

Französische Noblesse

Für diejenigen, die keinen Essig mögen, gibt es natürlich auch die Variante mit Verjus, dem Presssaft der unreifen Trauben: Einfach den Apfelessig durch den milderen Verjus ersetzen.

Die Kosmopolitin

Das ist quasi eine „Freestyle-Variante“: Grundbestandteil ist die Kartoffel. Statt Essig wird Zitronensaft verwendet. Bei den Ölen kann dann eines aus dem letzten Urlaubsland verwendet werden. Ist es ein sehr teures Öl, empfehle ich die Variante nur mit Kartoffel, Zitrone und Honig zu mischen und das Öl im Anschluss in die noch feuchten Füße einzumassieren. (Mir kommen da Argan-Öl-Fans in den Sinn: Es wäre zu schade, das Öl in die gesamte Masse unterzurühren. Vor allem braucht man dann auch weniger von dem wertvollen marokkanischen Öl.)

Die Veganerin

Bei dieser Variante einfach den Honig weglassen. Funktioniert trotzdem. Er braucht keinen Ersatz.

* Söckle ist eine typisch Vorarlberger Verniedlichungsform von Socken

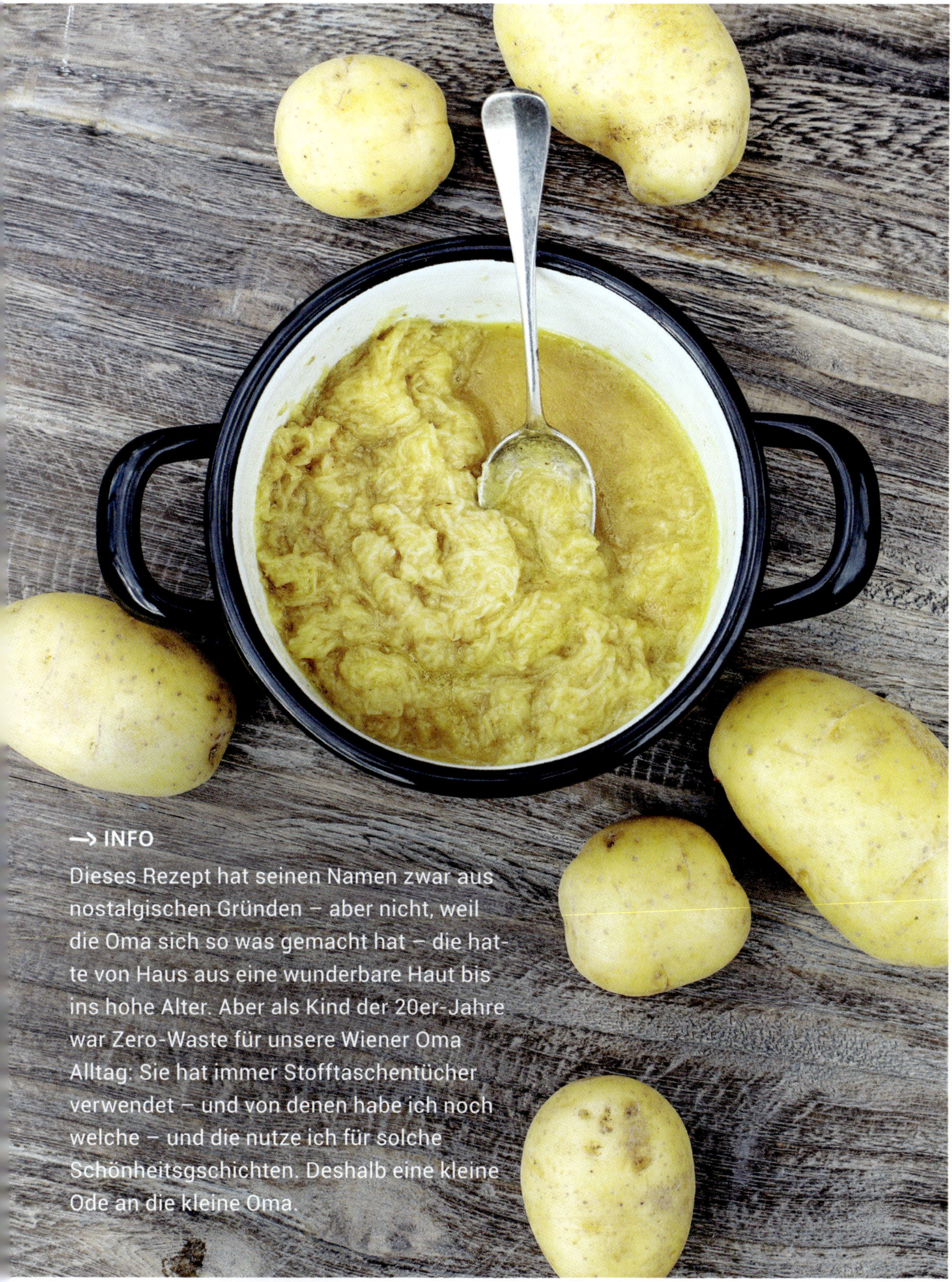

→ INFO

Dieses Rezept hat seinen Namen zwar aus nostalgischen Gründen – aber nicht, weil die Oma sich so was gemacht hat – die hatte von Haus aus eine wunderbare Haut bis ins hohe Alter. Aber als Kind der 20er-Jahre war Zero-Waste für unsere Wiener Oma Alltag: Sie hat immer Stofftaschentücher verwendet – und von denen habe ich noch welche – und die nutze ich für solche Schönheitsgschichten. Deshalb eine kleine Ode an die kleine Oma.

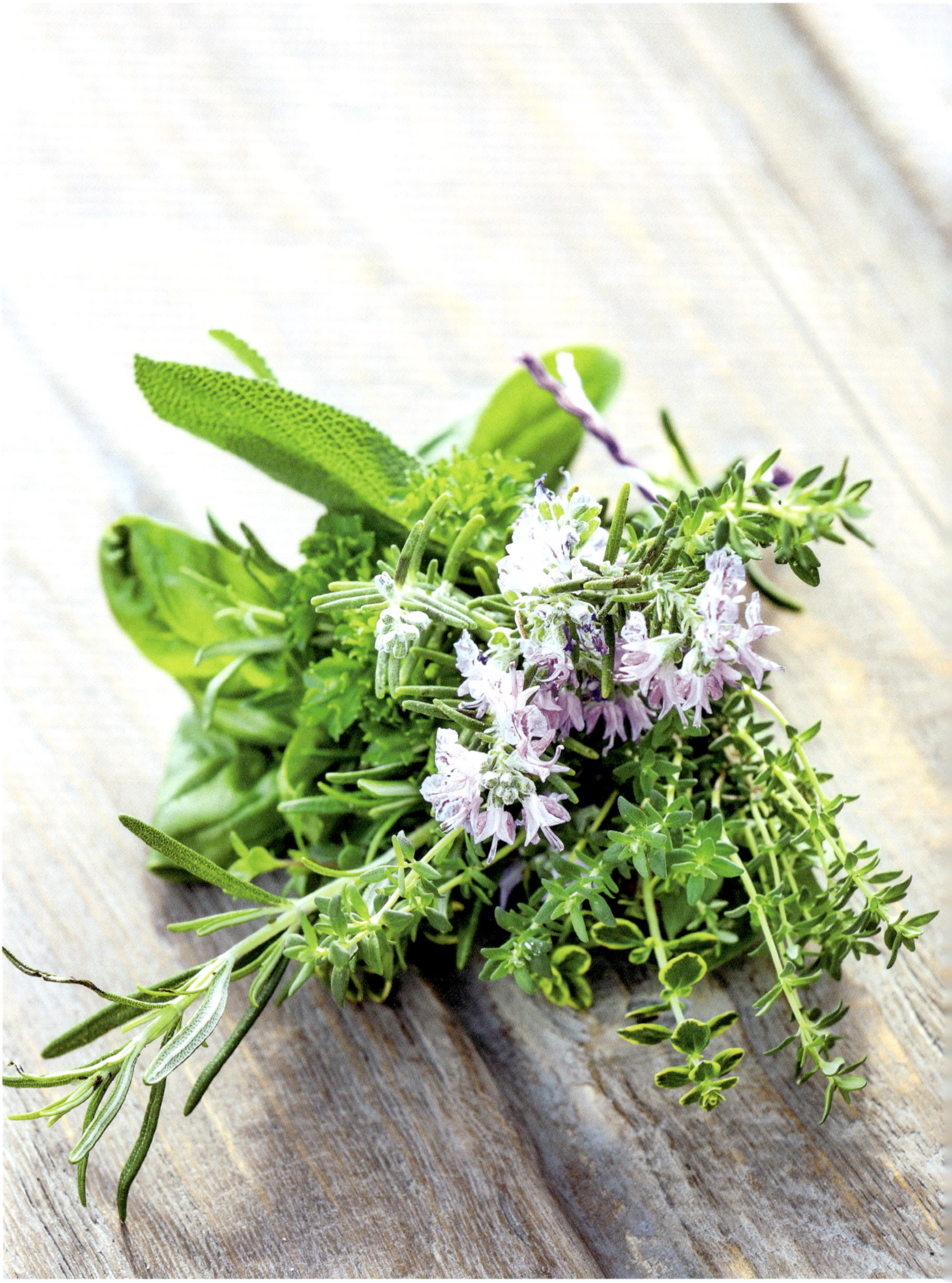

Kräutern

Wenn es um die Anwendung von Kräutern in der Naturkosmetik für den Hausgebrauch geht, sind der Fantasie keine Grenzen gesetzt. Ob ganze Blätter, klein geschnitten in einem Ölauszug, als Badetee oder für eine Kompresse, als Haupt- oder Nebendarsteller – wir können die kleinen grünen Freunde einfach überall integrieren.

Wichtig ist, dass gut überlegt wird, wer das Kraut verwendet bzw. für wen es geeignet ist. Oft sind bestimmte Pflanzen in ihrer Intensität nicht für alle geeignet: Kinder, Schwangere, chronisch Kranke oder Personen mit Allergien/Unverträglichkeiten usw. reagieren unterschiedlich. Mit Kräutern ist es auch nicht „ein Leben lang gleich".

FACTBOX

Wer sich mit einer der traditionellen Lehren, wie beispielsweise mit der Traditionellen Europäischen Medizin, Ayurveda oder TCM, befasst, weiß, dass die Konstitution eines Menschen genauso Einfluss hat auf die Wirkung, wie der Lebensabschnitt, die Jahreszeit oder der aktuelle gesundheitliche Zustand. Darum gilt: Genauso wie Efeu nicht für jeden Husten oder alle PatientInnen gleich gut ist, ist zum Beispiel Thymian nicht für alle Haut-Herausforderungen das Mittel der Wahl.

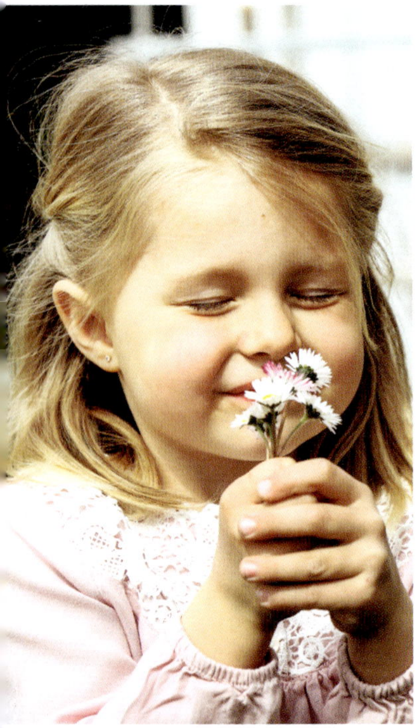

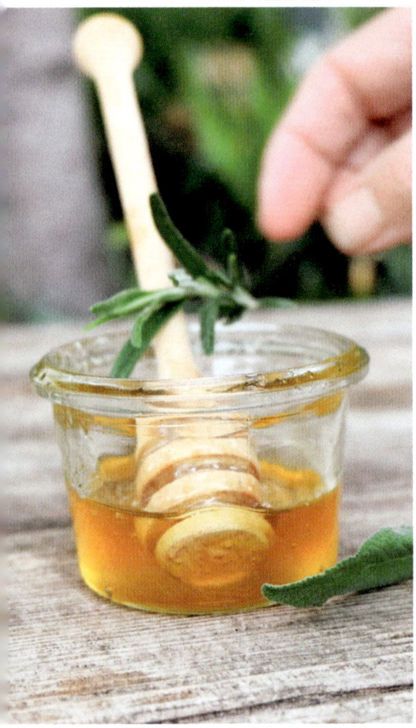

Die Puristische

Wer kennt das nicht: ein Wespenstich oder eine lästiger Mückenstich. Da helfen frische Blätter, die einfach nur zwischen den Fingern zerrieben oder mit einer Glasflasche/Nudelholz gewalkt werden. Neben dem allseits beliebten Spitzwegerich sind auch verschiedenste andere Pflanzen, wie Gänseblümchen, Ringelblume, Zitronenmelisse oder Salbei, geeignet. Für die Schwarztee-TrinkerInnen: Auch ein (frisch) verwendeter Teebeutel kann benutzt werden, um Insektenstiche abzutupfen oder eine 10-Minuten-Augenkompresse aufzulegen.

Die Alchemistin

Wenn sich bunte Blüten, wie die der Rose oder der Ringelblume, zeigen, können manche es einfach nicht zurückhalten – das Bedürfnis, ein wunderbares Öl herzustellen. Über diese Herstellung können wir lange philosophieren. Es gibt gewisse Grundregeln – darüber hinaus haben aber viele ihre eigene Art entwickelt, ihre Pflanzenöle herzustellen. So ein Öl-Ansatz hat einfach etwas Magisches – alleine schon bei der Zubereitung, wenn wir uns in Gedanken bereits beim winterlichen Salbenrühren oder Badeölmischen sehen, beginnt der Zauber von Selbstgemachtem zu wirken! Die Alchemistin nimmt sich ihr Lieblingsöl, zerkleinert Pflanzen aus Wald und Wiese, setzt sie in einem Glas an und lässt sie dort 1–2 Wochen ziehen. Dann filtert sie das Öl und bewahrt es in einer Flasche auf, um bei Bedarf einen wunderbaren Balsam damit zu rühren.

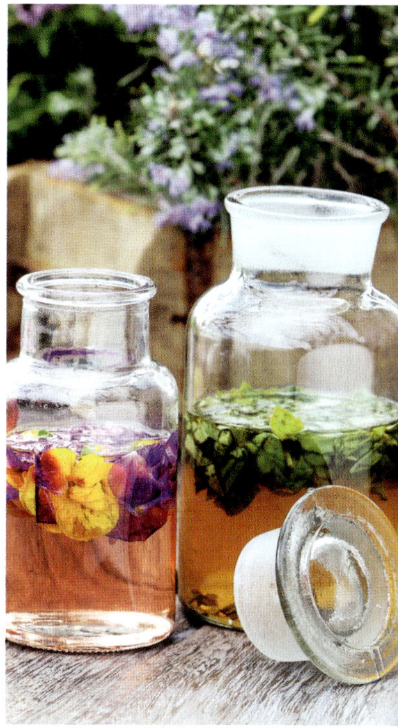

Die Pragmatische

Sie schaut, was im Küchenschrank, in der Teedose oder im Kräuterkistchen noch da ist und macht daraus einen Tee, den sie für eine Kompresse, als Fußbad-Zusatz oder in der Badewanne verwendet. Eine andere praktische Art der Kräuterverwendung ist Kräuteressig oder Kräuterhonig. Wenn das Auge beim Sammeln größer war als die Salatschüssel: Die Kräuter klein schneiden und in die Essigflasche geben. So ein Kräuteressig kann in unterschiedlichsten Anwendungen von Fußpackungen, Deo über Haarspülung einfach statt gewöhnlichem Essig verwendet werden. Allerdings empfehle ich, hier auf Schnittlauch oder nach Knoblauch duftende Zutaten zu verzichten. Mit dem Honig verhält es sich ähnlich: Beispielsweise werden zerkleinerte Melissenblätter, Kamillenblüten oder Lavendel einfach mit Honig vermischt.

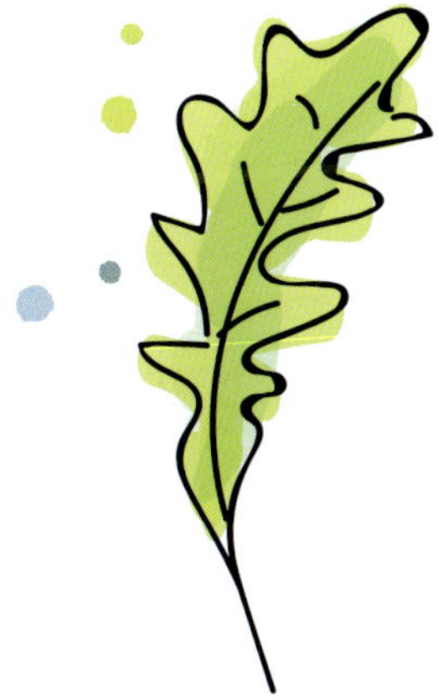

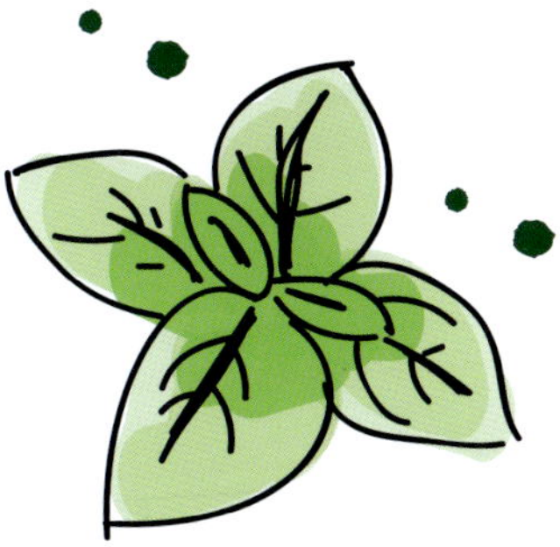

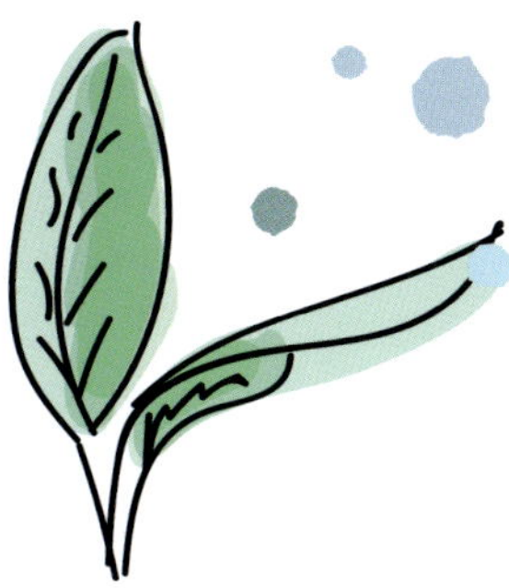

WISSENSWERTES ÜBER TEE

„Ein Tässchen Tee gefällig? – Nein, danke. Ich bin nicht krank. Mir fehlt ja nichts." Nur weil jemand keinen Tee trinkt, heißt es nicht, dass er nicht in Tee baden kann. Mittlerweile ist das „heiße Wasser" wieder salonfähig und in den Regalen finden wir Tees in den vielfältigsten Kombinationen – mit und ohne Aroma. Seit zwei Jahren ist auch das Thema „Cold brew" nicht nur bei Kaffee, sondern auch bei Tee ein Thema. Ob warm oder kalt aufgesetzt, mit unterschiedlichstem Zubehör: Für jeden Geschmack ist was dabei.

Spannend wird es, wenn es dann wieder kälter wird und wir wieder Lust nach einem Tässchen Tee mit Honig bekommen. Das Teesortiment im Küchenschrank wird wieder auf den neuesten Stand gebracht – das heißt, alles Abgelaufene verschwindet im Bio-Müll oder auf dem Kompost. Wenn es um die Haltbarkeit von Lebensmitteln geht, fällt mir ein oft zitierter Spruch ein: „Es heißt MINDESTENS haltbar bis – und nicht TÖDLICH AB" – und gerade bei Kräutern finde ich ihn sehr treffend. Natürlich wird bei Kräutern mit der Zeit die Geschmacksintensität weniger und die einzelnen Inhaltsstoffe haben unterschiedliche Halbwertszeiten bzw. Haltbarkeit und sind nach einer bestimmten Zeit nur noch in geringerer Menge vorhanden. Allerdings sind besonders Kräutertees länger haltbar und genießbar, als auf den Packungen aufgedruckt.

ZERO WASTE

Es wäre schade darum, sie einfach wegzuwerfen. Beispielsweise können wir sie mit gewöhnlichem Haushaltssalz in ein Stoffsäckchen oder einen Seidenstrumpf geben und ein herrliches Bad darin nehmen.

Für alle, die Teenager zu Hause haben, denen man ihre Lebensphase förmlich vom Gesicht ablesen kann, eignen sich bspw. Teekompressen. Auch für verschnupfte Kinder sind Dampfbäder mit Kräutern hervorragend. Ob die Kräuter lose in einer Teedose sind oder in einem Teebeutel macht hier keinen Unterschied. Generell ist es so, dass Geschmack und Inhaltsstoffe in groben, losen Tees länger/mehr vorhanden sind als in kleinen Teebeuteln, in denen die Kräuter in winzigste Teile zerkleinert wurden. Und dass regionale Bio-/Demeter-Kräuter den gespritzten und intensiv behandelten Pflanzen vorzuziehen sind, versteht sich hoffentlich von selbst.

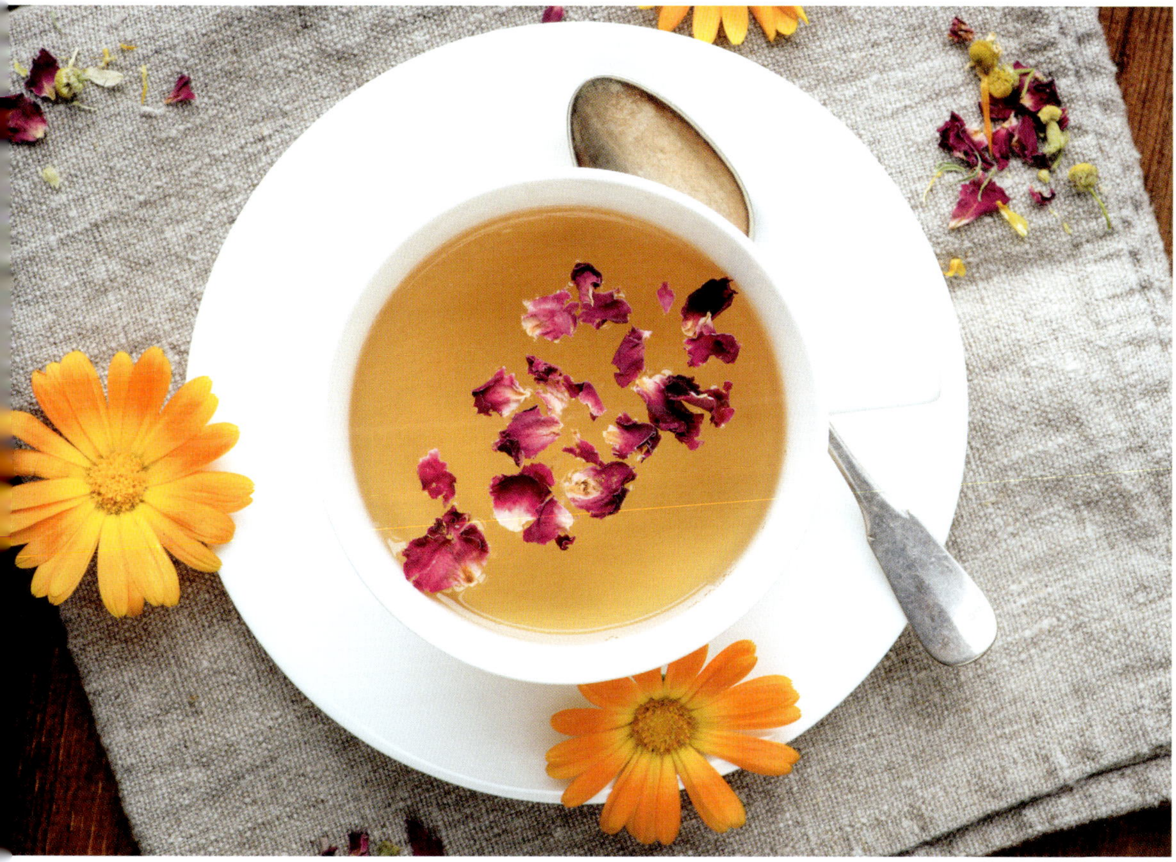

REZEPT

TEA-TIME IN DER BADEWANNE

EIN EINFACHER BADETEE

- *1 Handvoll Kräuter*
- *3–4 EL Salz*
- *2 EL Honig*

Zubereitung/Anwendung

1. Falls die Teekräuter noch grob sind, gut zerkleinern, so gelangen die Inhaltsstoffe leichter ins Wasser.
2. Anschließend in ein Stoffsäckchen, einen Seidenstrumpf oder einen dünnen Waschhandschuh füllen und gut zubinden.
3. Das Teesäckchen mit dem Salz und dem Honig in das Badewasser geben. Die Kräuter und das Salz können natürlich schon vorab gemischt in ein großes Glas gegeben und dann immer portionsweise entnommen werden. Nun ab in die Badewanne!

Besonders nach einem langen Arbeitstag ist ein Kräuterbad eine wohltuende Angelegenheit. Je nach Beschwerden oder Bedürfnissen können die Kräuter entsprechend ausgewählt werden. Zitronenmelisse und Rose helfen uns beim Entspannen und pflegen wunderbar die Haut. Viele Kinder mögen den beruhigenden Duft von Lavendel und die Ringelblume ist großartig für beanspruchte Haut.

Wem der Geruch nicht so wichtig ist, kann sich auch noch die Gänseblümchen und Spitzwegerichblätter vom Vorjahr in die Wanne geben – sie sind wahre Hautschmeichler. Wer es lieber bei einem Fußbad belässt, kann auch gerne mal ein Beutelchen Schwarztee mit 2 Esslöffeln Salz mit ins warme Wasser legen. Hier können wir unserer Teedosen-Fantasie freien Lauf lassen!

—> TIPP

Wer noch Rosskastanien zu Hause hat, kann diese mit der Baumschere zerkleinern und eine Handvoll mit ins Kräutersäckchen geben, sie pflegen und reinigen unsere Haut auf sehr sanfte Weise.

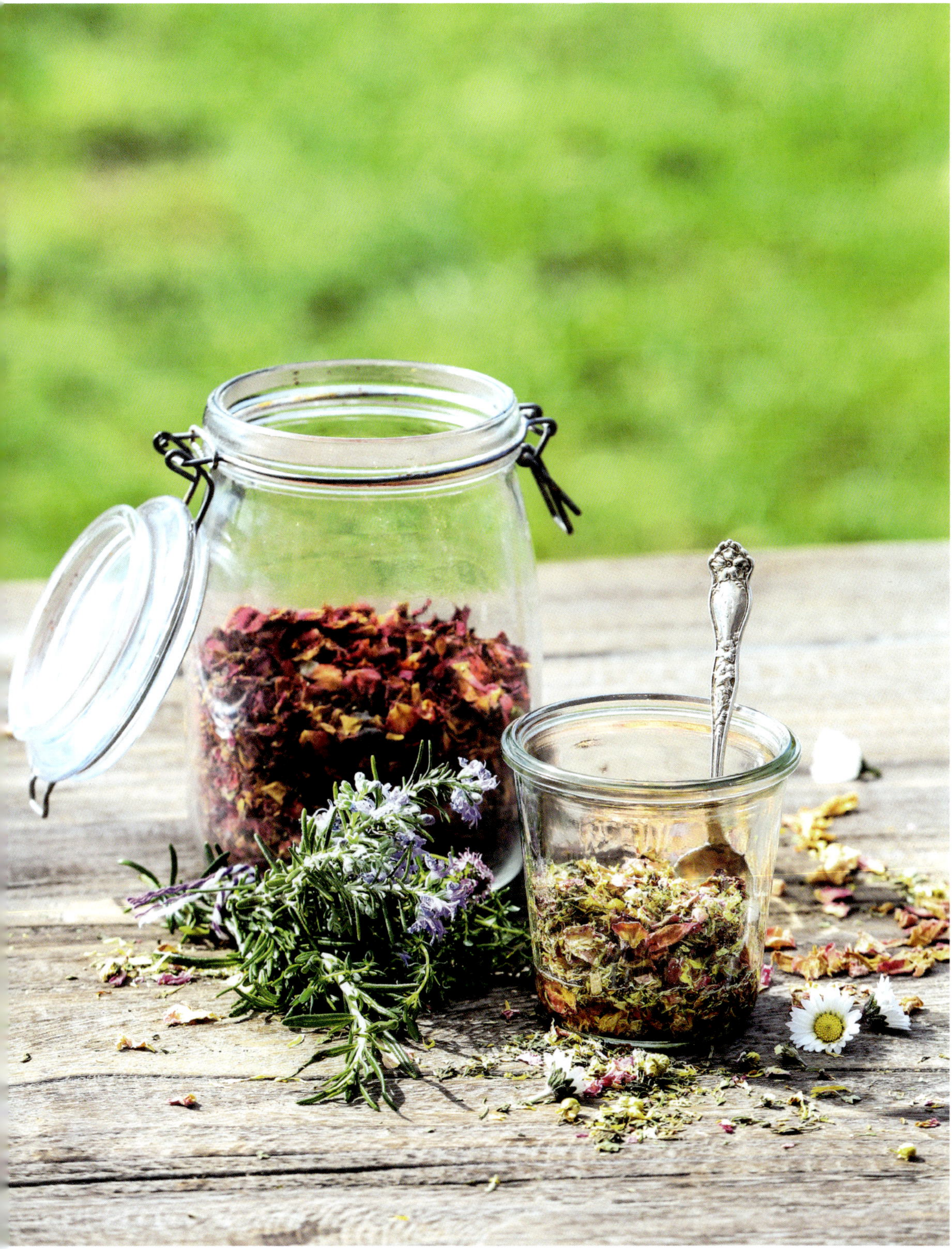

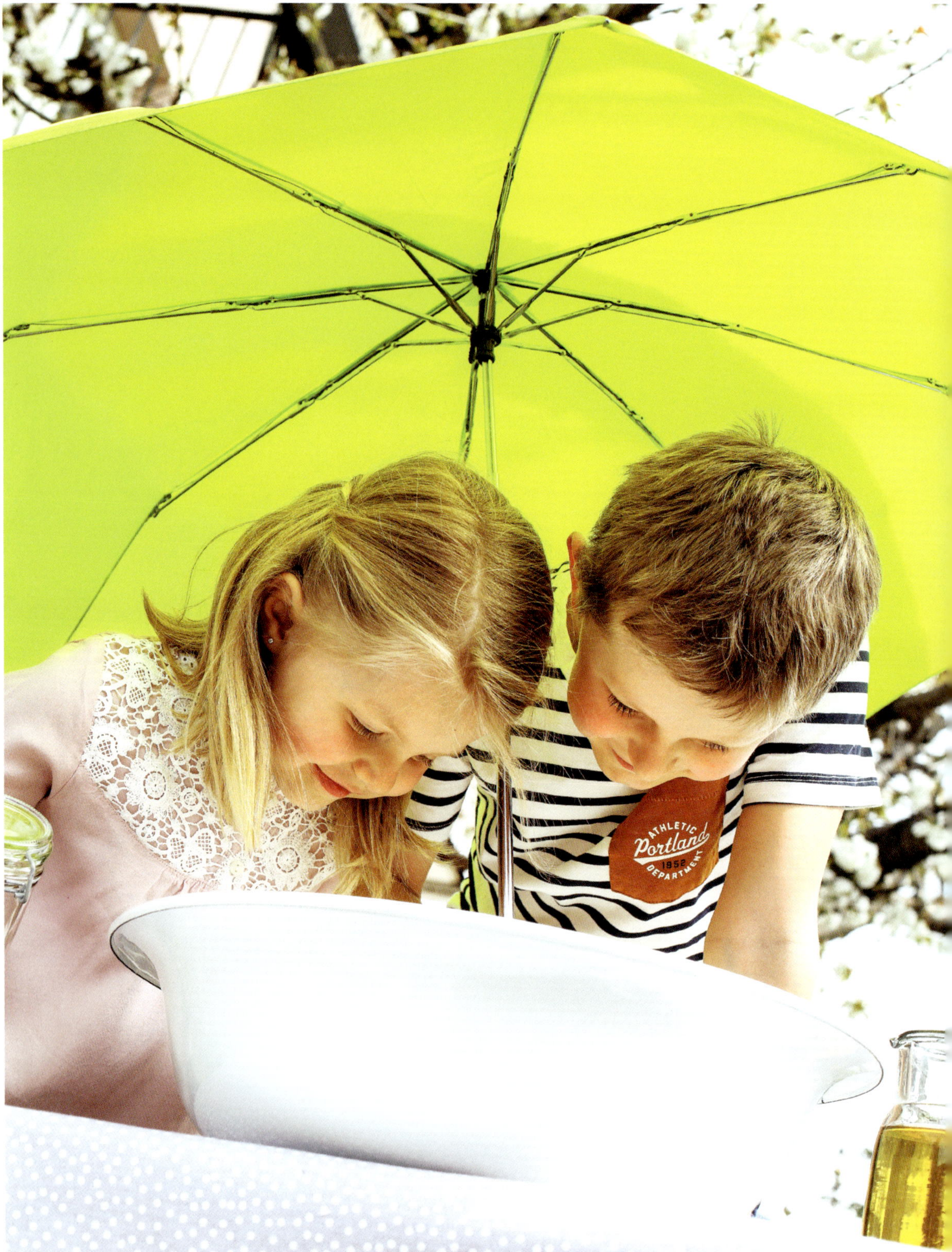
ATHLETIC
Portland
1952
DEPARTMENT

REZEPT

SCHWITZEN UNTERM REGENSCHIRM

DAMPFBAD MAL ANDERS

- *1 Kochtopf mit heißem Wasser*
- *1 (Kinder-)Handvoll Kräuter*
- *1 EL Salz*
- *1 Handtuch oder 1 Regenschirm*

Zubereitung/Anwendung

Wer kennt das nicht: Winter, Schnupfenzeit und der gut gemeinte Ratschlag, man solle doch wieder mal ein Dampfbad nehmen. Besonders bei Kindern ist das eine richtige Herausforderung – abgesehen davon, dass es über so einem Inhalationstopf oft heiß hergeht und das auch nicht ungefährlich ist, wollen sie oft nicht mit einem Handtuch überm Kopf ihr Gesicht über einen heißen Topf halten. Eine kreative und lustige Lösung habe ich von Ingrid Kleindienst-John gehört: Anstatt des Handtuchs einfach einen Regenschirm nehmen und über dem dampfenden Kräuter-Topf sitzen. Kinder mögen den entspannend-süßen Duft der Kamille, der sehr gut mit ein paar Lavendelblüten kombinierbar ist. Thymian, Mädesüß und Holunder werden beispielsweise eingesetzt, wenn sich bei Jugendlichen oder Erwachsenen ab und zu Pickel zeigen.

Vielleicht noch ein Tässchen Tee mit Honig dazu und dann kann es ja nur noch besser werden!

→ TIPP

Meine Schwester fand diese Regenschirm-Variante auch toll und meinte: Wenn es sich bei den Schnupfennasen um mehr als ein Kind handelt, können die Schirme nebeneinander aufgestellt und mit einem Handtuch zu einem „feuchten Zelt" umgewandelt werden. Darunter lässt es sich übrigens sehr gut zeichnen. Für das gewisse Etwas sorgt da noch das Tässchen Tee mit Honig.

DOST-REZEPT

DOST-ÖL

„DOST SPENDET TROST"

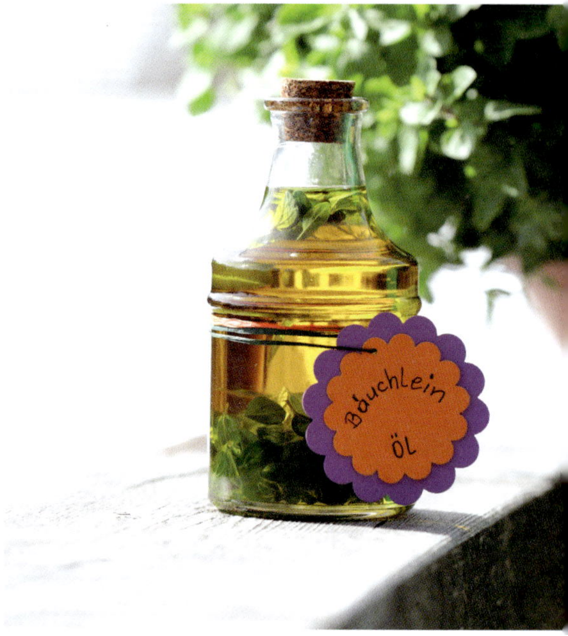

- *100 ml Öl*
- *2–3 EL frischer Dost/Oregano*

Zubereitung

1. Den Dost von Verunreinigungen befreien, evtl. die Stängel für 15 Minuten hinlegen, um den möglicherweise noch vorhandenen Insekten die Flucht zu ermöglichen.
2. Danach die Blätter abzupfen, klein schneiden und ins Glas füllen. Dieses für ca. 10 Tage bei Raumtemperatur und lichtgeschützt stehen lassen.
3. Danach den Ölansatz abseihen und in ein Glas/Fläschchen abfüllen.

→ INFO

Dost – bei vielen als „Wilder Majoran" bekannt – ist quasi der „wilde Bruder" vom Oregano. Er wächst meist sehr üppig – ob wild oder im Garten. So ein Dost-Öl ist wunderbar für Einreibungen, für Große und Kleine als Bäuchlein-Öl, zur Muskeleinreibung oder zur Unterstützung bei Verstauchungen bzw. leichten Prellungen. Früher wurde Dost generell mehr in der Hautpflege eingesetzt, auch für Waschungen, beispielsweise bei Hautreizungen oder Ekzemen. Er hat eine antibakterielle Wirkung und macht deshalb in jeder Zubereitungsart eine gute Figur: ob in Öl, Honig, Essig oder einfach nur als Tee für eine Kompresse. Für Jugendliche, die eine unruhigere Haut haben und Thymian nicht so gerne mögen, ist der Dost/Oregano eine gute Alternative, zum Beispiel für ein Dampfbad, eine Kompresse oder in Form einer Maske mit Dost-Honig.

BASILIKUM-REZEPT

QUEEN'S SCRUB

KÖNIGSKRAUT-PEELING FÜR HÄNDE UND FÜSSE

- *4 EL feiner Zucker oder Salz*
- *2 EL Öl*
- *5 Handvoll ganze Basilikumblätter (mit Stängel)*
- *1 EL Honig*

Zubereitung

1. Zuerst den Zucker mit den Basilikumblättern mit einer Küchenmaschine/Kaffeemühle fein zerkleinern oder mit dem Mörser verreiben, dann das Öl und den Honig hinzufügen und alles noch einmal gut miteinander vermengen.

Anwendung

Bei Bedarf einen Teelöffel voll gut in die Hände/Füße einmassieren und abspülen. Wer mag, kann das Peeling beispielsweise auch mit einem Fußbad kombinieren und dabei alles ein paar Minuten einwirken lassen.

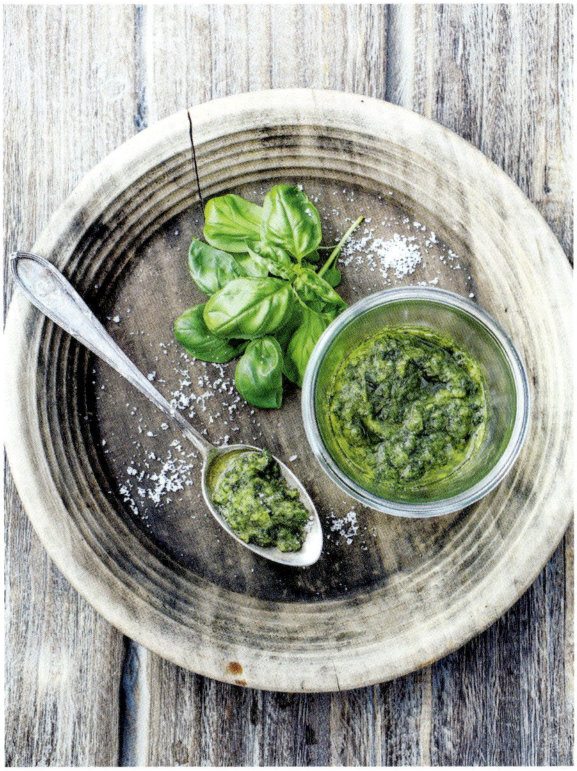

→ HALTBARKEITS-TIPP

Den Queen's Scrub in ein sauberes Glas abfüllen und immer mit einem reinen Löffel entnehmen, so kann die Haltbarkeit deutlich verlängert werden und man hat auch nach 2–3 Wochen noch Freude damit.

Besonders nach der Gartenarbeit eignet sich so ein Peeling hervorragend für Hände und Füße.

GÄNSEBLÜMCHEN-REZEPT

MISS DAISY

GÄNSEBLÜMCHENKOMPRESSE

- *1 EL Gänseblümchen getrocknet oder 3 EL frische Gänseblümchen*
- *250 ml heißes Wasser*
- *1 Kompresse/kleines Handtuch*
- *Optional 1 TL Honig*

Zubereitung/Anwendung

1. Die Gänseblümchen mit dem heißen Wasser übergießen, zudecken und 10–15 Minuten ziehen lassen. Wenn die Temperatur angenehm ist, die Kompresse in eine Schüssel geben und mit dem Tee übergießen, danach für 15–20 Minuten das Gesicht damit bedecken und ruhen.

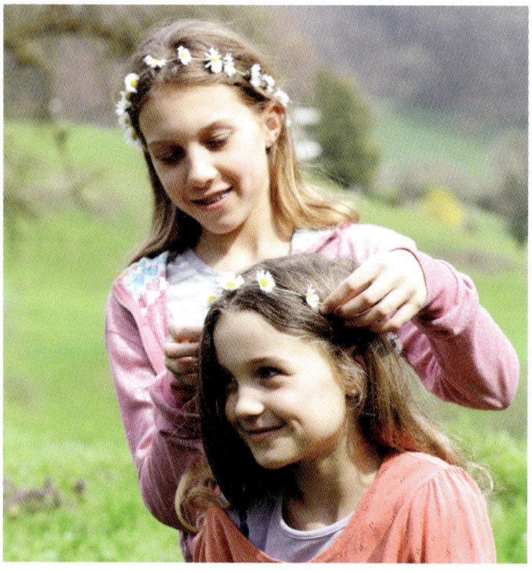

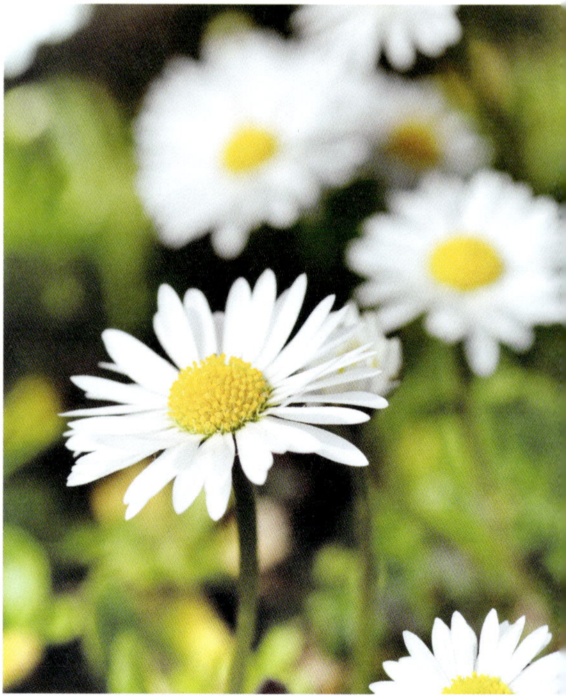

→ INFO

Besonders Teenies mögen das Gänseblümchen, und Pubertät ist ja bekanntlich die Zeit, in der neben den Eltern auch die Haut beginnt, schwierig zu werden. Und deshalb ist gerade am Wochenende, nach einer wilden Partynacht, eine Miss Daisy eine sehr feine Sache. Natürlich kann die Kompresse noch mit Stiefmütterchen, Spitzwegerich oder Kräutern wie Ringelblume ergänzt werden. Und wenn die Haut mal besonders aufmüpfig ist, kann die Kompresse auch mehrmals und unter der Woche angewendet werden!

LAVENDEL *(Lavandula angustifolia)*

Jeder kennt ihn – aber nicht jeder mag ihn – den Lavendel. Früher konnte ich ihn nicht so recht riechen, durch die Kräuterwerkstatt und die Arbeit mit Kindern habe ich ihn dann doch noch lieben gelernt. Und mein erstes Lavendel-Erlebnis war mit meinem Unterarm über heißem Wasserdampf und der anschließenden Verarztung durch eine andere Krankenschwester mit ätherischem Lavendelöl. Später habe ich dann sehr gute Erfahrungen im Zusammenhang mit einem starken ägyptischen Sonnenbrand eines Freundes und einem 1:1-Olivenöl-(Lavendel) Wasser-Gemisch mit ätherischem Lavendelöl gemacht.

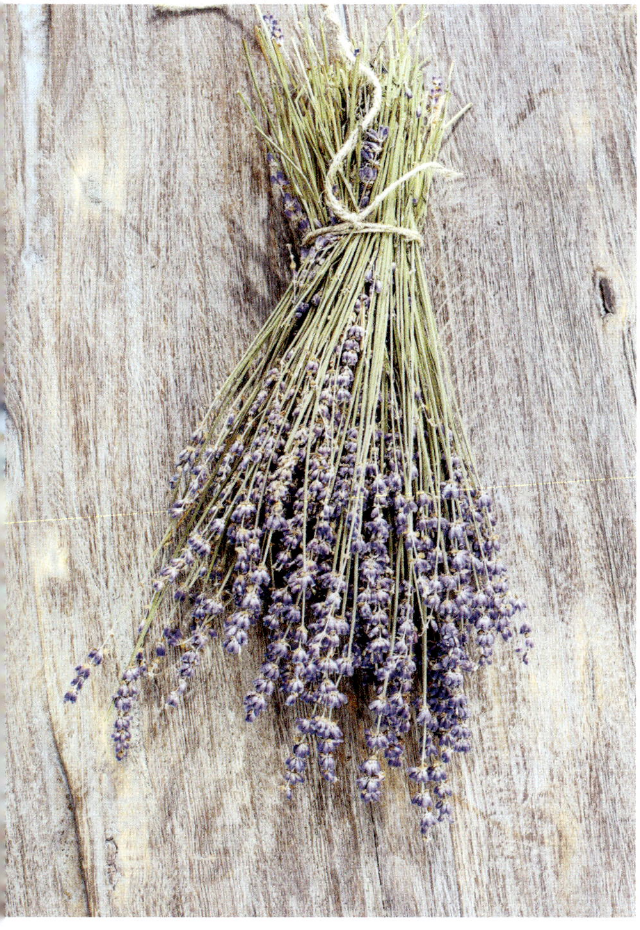

Der größte Lavendel-Fan, den ich kenne, ist vermutlich mein Neffe Nico, als 3-Jähriger konnte er nicht genug bekommen von „Lavendel-Raumspray"!

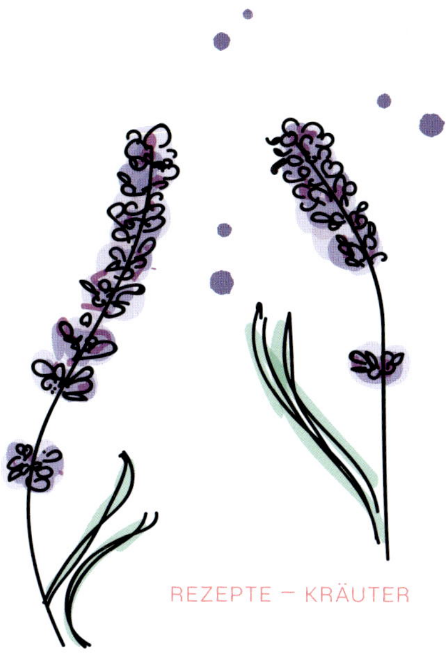

LAVENDEL-REZEPT

PEACE, BABY!

RELAX-ÖL, AFTER-SUN-PFLEGE, BADEZUSATZ, PEELING-GRUNDLAGE ODER FÜR DIE MASSAGE

- *200 ml Öl*
- *1 große Handvoll Lavendelblüten*
- *1 Flasche*

Zubereitung

1. Die Blüten für 1 Tag im Schatten antrocknen lassen, so verliert der Lavendel etwas Feuchtigkeit und das Relax-Öl schimmelt nicht so leicht bzw. hält länger.
2. Danach das Öl und die leicht angedrückten Blüten in das Schraubglas geben und für 10 Tage an einem schattigen Ort ziehen lassen. Zwischendurch immer mal schütteln. Dieses Öl kann natürlich auch lauwarm auf dem Herd ausgezogen werden.

Schnelle Variante:

100 ml fettes Öl (Sonnenblume, Raps, Jojoba, Mandel) mit 20 Tropfen ätherischem Lavendel-Öl mischen. Das entspricht in etwa einer 1 %igen Mischung, als Badezusatz oder für ein Peeling können es auch 40 Tropfen = 2 % sein (erfahrene Aromakologen verwenden meist hochprozentigere Mischungen), aber für den Hausgebrauch und die Anwendung im Alltag ist das mal ein guter Start.

FACTBOX

Bei der Verwendung von Öl ist es wichtig, dass es nicht auf trockener Haut angewendet wird, weil es sonst austrocknend wirkt. Die Haut sollte zumindest angefeuchtet oder das Öl mit einem Feuchtigkeitsanteil gemischt werden. Z. B. ein paar Tropfen Öl in die nassen Hände geben oder ein paar Spritzer Pflanzenwasser draufsprühen. Dafür kann so ein Öl – auf trockener Haut angewendet – zum Abschminken oder Entfernen von Pflasterrückständen verwendet werden.

Als Badezusatz muss jedes Öl erst mit einem „Emulgator“ gemischt werden, damit es sich gut im Badewasser verteilt und nicht nur an der Oberfläche schwimmt. Das können z. B. Sahne oder Honig sein.

LAVENDEL-REZEPT

LAVENDELHONIG

GRUNDLAGE FÜR MASKEN ODER PEELINGS

- *3 EL Honig*
- *1–2 EL Lavendelblüten*
- *Glas*

Zubereitung

1. Den Honig in ein Glas füllen, anschließend den Lavendel dazugeben und gut durchmischen.
2. An einem schattigen Platz bei Raumtemperatur stehen lassen. Mit einem Löffelstiel alle paar Tage einmal umrühren.

Verwendung:
Dieser Honig kann direkt als Maske für das Gesicht verwendet werden, auch nach intensiven Sonnenbädern auf die Schultern oder den Rücken aufgetragen, ist er wunderbar. In jedem Rezept, in dem Honig als Zutat steht, kann der Lavendelhonig eingesetzt werden. **Ausnahme:** Wenn jemand Lavendel nicht riechen kann, bitte auf den Einsatz dieses Kräutleins verzichten.

→ TIPP

So ein Kräuterhonig kann auch mit zahlreichen anderen Pflanzen hergestellt werden, ganz klassisch mit Kamille, Oregano, Basilikum, Thymian, Minze oder Zitronenmelisse, aber auch Chilihonig ist hervorragend – nicht nur in der Küche, sondern auch auf schmerzenden Gelenken, wenn Wärme eine Wohltat ist.
Natürlich können auch verschiedene Kräuter in einen Honigtopf gegeben werden.

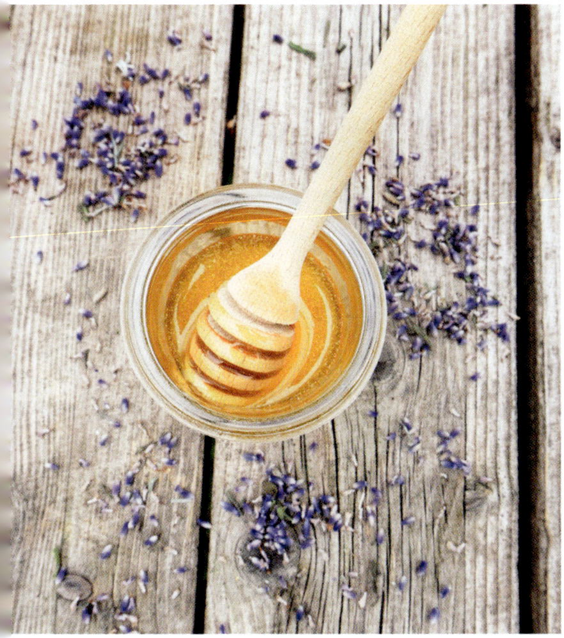

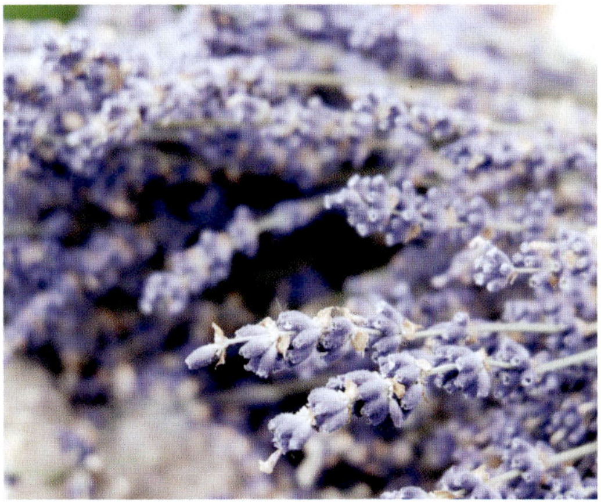

PETERSILIE *(Petroselinum)*

Unreine Haut freut sich über Petersilie. Auch über die Anwendung bei Pigmentflecken im Gesicht (fleckige Haut) gibt es positive Erfahrungsberichte. Die Geruchsneutralisierung durch Petersilie funktioniert nicht nur bei Knoblauch, sondern auch bei Mundgeruch oder generell „intensiver" Körperausdünstung – bspw. hilft ein Bad mit einem ordentlich Schuss Kräuteressig mit viel Petersilie.

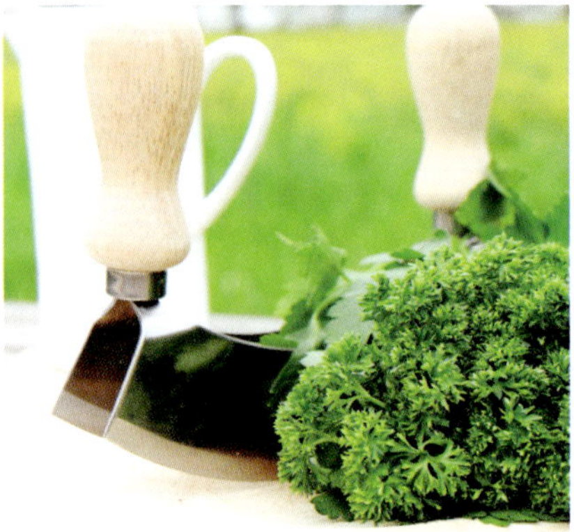

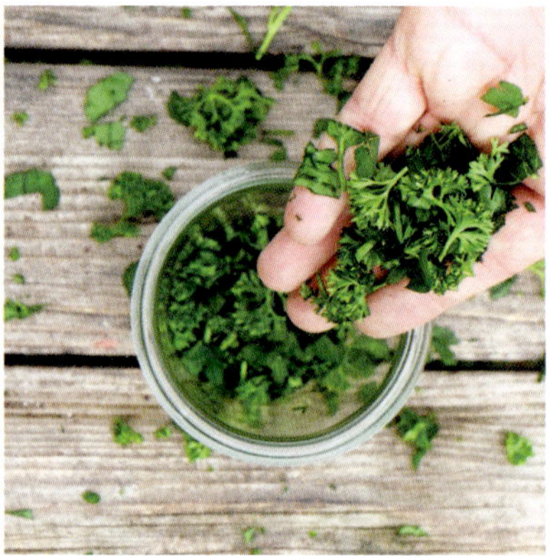

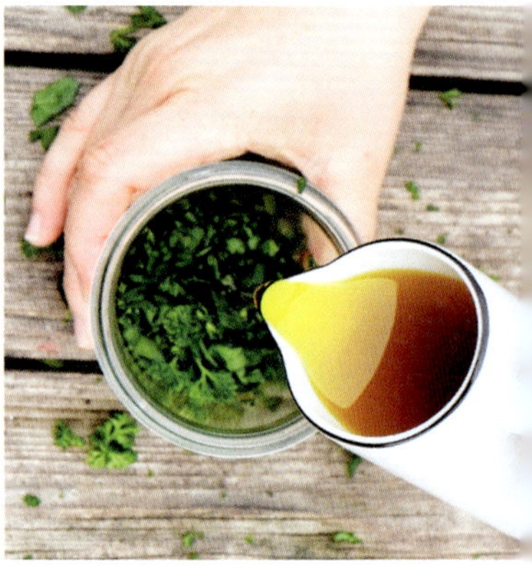

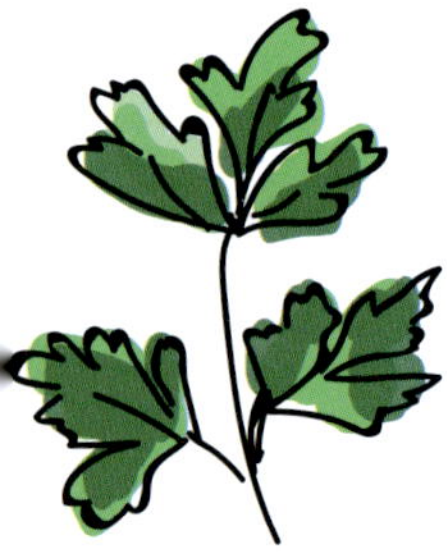

FACTBOX

REISEN MIT LEICHTEM GEPÄCK – ODER „NOTFALL-PFLEGE"

Gerade wenn ich unterwegs bin, finde ich es praktisch, nicht eine ganze Tasche mit Pflegprodukten mitnehmen zu müssen. Da ist so ein Öl recht praktisch, weil es einfach vielseitig einsetzbar ist und ich mir mit einem kleinen Fläschchen viele Tiegel und Spender erspare. Und wenn auch das mal vergessen wird, können wir uns bei dieser Anwendungsart ganz einfach auch mit einem Salat-Öl vor Ort selbst helfen.

3 in 1

PETERSILIEN-REZEPT

MORNING KISS

ZAHNÖL, MASKENGRUNDLAGE UND ABSCHMINKHILFE IN EINEM!

- *150 ml Olivenöl*
- *3–4 Handvoll Petersilie (Blätter + Stängel)*
- *1 Glas mit Deckel*

Zubereitung/Anwendung

1. Petersilie klein schneiden und mit dem Öl in das Schraubglas füllen, 10 Tage bei Raumtemperatur, nicht an der Sonne, ziehen lassen.
2. **Wenn es schneller gehen soll:** „Warmauszug" – Öl in einen kleinen Topf geben, „sanft" erwärmen und „den Petersil" 30–45 Minuten darin ausziehen lassen – nicht frittieren!
3. Nach dem Abseihen in ein kleines Fläschchen füllen und morgens statt der Zahnpasta einen Schluck **Morning Kiss** für ein paar Minuten durch die Zähne ziehen, anschließend ausspucken und die Zähne wie gewohnt putzen.

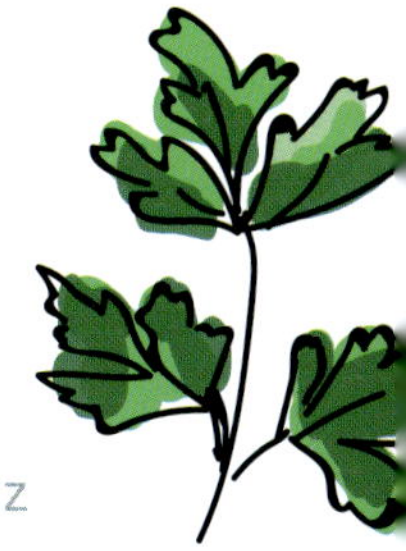

→ INFO

Für alle Menthol-Fans: Wer es am Morgen einfach nicht ohne aushält, der gibt noch 1–2 Esslöffel geschnittene Minze zum Öl-Ansatz dazu, damit das Ganze dann auch noch eine geschmacklich leichter verträgliche Note bekommt, und wer Minze nicht mag, kann dafür Zitronenmelisse verwenden.
Wer öfter mal mit Zahnfleischentzündungen zu kämpfen hat, kann auch ein paar angestoßene Gewürznelken mit in das Öl legen.

Mit etwas Sauerrahm vermischt eignet es sich auch als Maske, die bei fleckiger Haut hilfreich ist.

„Morning Kiss" eignet sich auch als Abschminköl. Dafür kann es natürlich auch mit anderen Ölen, leichteren Ölen wie Sonnenblume, Raps oder Mandel verarbeitet werden. Dafür wird es entweder direkt mit den Fingern oder auf einen selbst gemachten Abschminkpad aufgetragen. – Auch gut bei öliger Haut.

ABSCHMINKPADS KANN MAN SELBER MACHEN! SIEHE SEITE 172!

RINGELBLUME
(*Calendula officinalis*)

Natürlich darf die Ringelblume beim Thema Haut nicht fehlen: sei es zum Gurgeln und Spülen bei Schleimhautproblemen oder auch zur Pflege der Haut und als Wundbehandlung. Wichtige Inhaltsstoffe sind die Saponine (Seifenstoffe) und Flavonoide (Wasserlösliche Pflanzenfarbstoffe, die je nach Pflanze unterschiedlichste Wirkspektren aufweisen. Sie sind entzündungshemmend, gefäßstärkend, abtötend bei Viren, Bakterien und Pilzen.). Am bekanntesten ist wohl das Ringelblumenöl, genauso kann eine Tinktur hergestellt oder in Blüten gebadet werden.

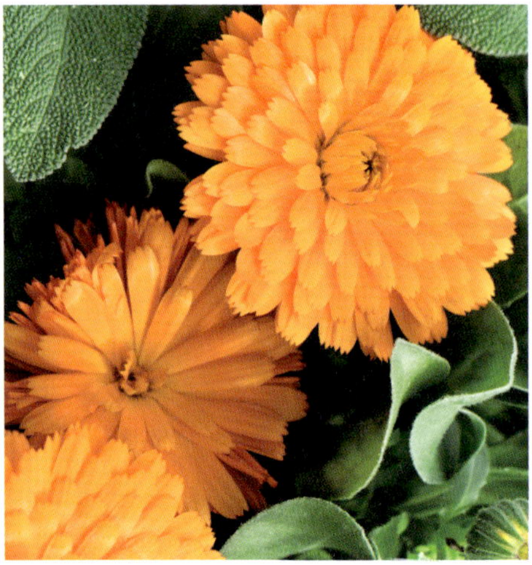

RINGELBLUMEN-REZEPT

GURGELLÖSUNG MIT RINGELBLUME

- *1 TL getrocknete Ringelblumen*
- *150–200 ml Wasser*

Zubereitung/Anwendung

1. Die Blüten mit dem heißen Wasser übergießen und für 10–12 Minuten ziehen lassen. Wenn die Lösung angenehm warm ist, damit mehrmals gurgeln.
2. Werden die Mengen jeweils verdoppelt, kann damit auch sehr gut eine Kompresse für einen Teenager oder ein Wadenwickel für schwere Beine gemacht werden.

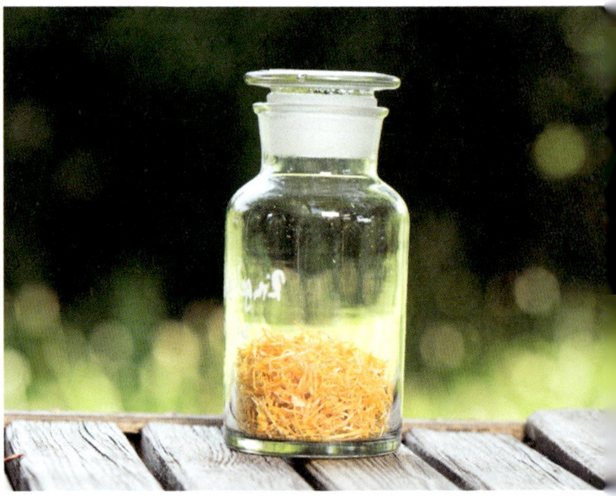

ROSE (*Rosa*)

Zu Zeiten, in denen es noch kein Babypuder gab, wurden getrocknete Rosenblätter zu Pulver verrieben und für die Pflege verwendet, auch auf Kratzer wurde es bspw. aufgestreut. Hier wurde die zusammenziehende Wirkung der Gerbstoffe genutzt. Rosenduft lässt uns zur Ruhe kommen und stärkt unser Nervenkostüm. Durch die Entspannung sind wir dann auch offener für die Sinnlichkeit, die sie in uns weckt. Gleichzeitig gehört sie durch ihre Gerb- und Bitterstoffe zu den Hautschmeichlern.

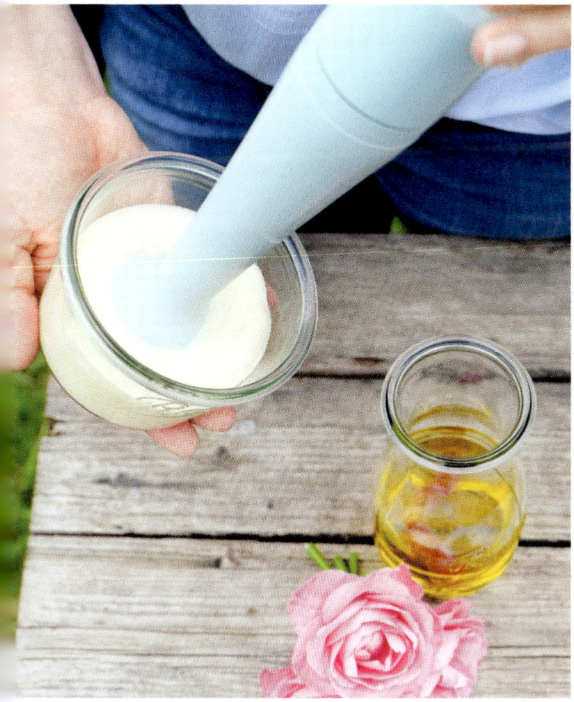

ROSEN-REZEPT

ROSEN-MILCH-LOTION

- *100 ml Rosen-Ansatzöl*
- *50 ml Milch*

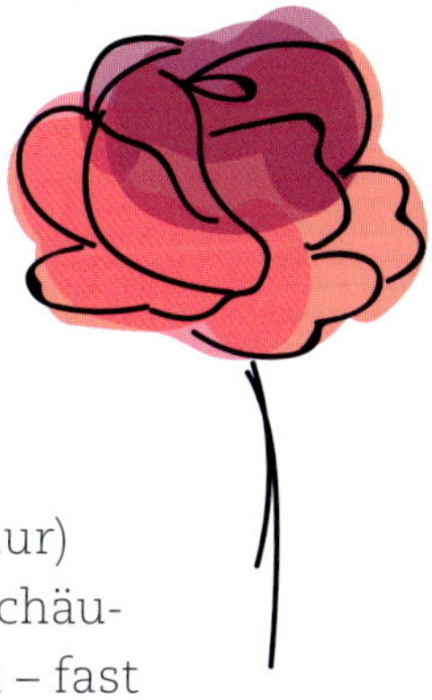

Zubereitung/Anwendung

1. Die Milch (Raumtemperatur) mit einem Stabmixer aufschäumen, dann nach und nach – fast tröpfchenweise – das Öl zugeben und weitermixen. Es entsteht eine cremige Konsistenz. Diese ist im Kühlschrank etwa eine Woche haltbar und pflegt die Haut ausgezeichnet.
2. Sie ist sehr nährend und auch für pflegebedürftige Füße eine gute Wahl.

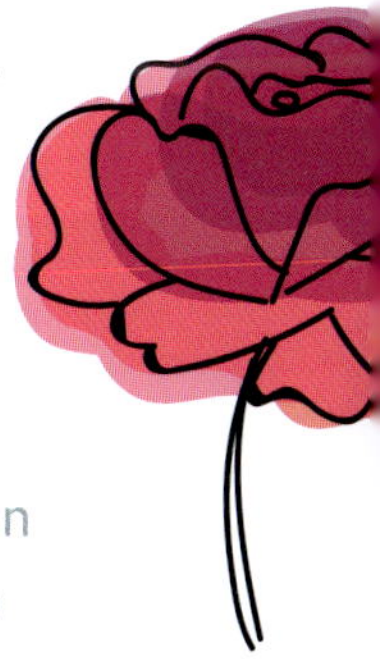

→ INFO

Diese Creme kann auch mit anderen Ansatzölen zubereitet oder einfach mit ätherischem Öl beduftet werden.

ROSMARIN
(Rosmarinus officinalis)

Rosmarin wirkt aktivierend – er regt unseren Kreislauf an, was gerade bei Menschen mit niedrigem Blutdruck und Erschöpfung hilfreich sein kann. Der Strauch aus dem Süden wirkt sich positiv auf unseren Magen-Darm-Trakt aus und hat auch krampflösende Eigenschaften. In der Badewanne oder als Einreibung/Öl wirkt er durchblutungsfördernd. Mittlerweile gewinnt auch seine stimmungsaufhellende und angstlösende Wirkung mehr an Bedeutung.

→ TIPP

Den Einsatz von Rosmarin kenne ich noch von meinem Großvater, der zwar grundsätzlich eine Glatze hatte, aber seinen Haarflaum hinter den Ohren konsequent mit Rosmarinauszügen einrieb, damit dieser ihm nicht auch noch verloren ging.
Für alle, die noch ausreichend Haare auf dem Kopf haben: Diese Spülung macht seidig-weiche Haare und fördert die Durchblutung und Regeneration der Kopfhaut.

ROSMARIN-REZEPT

HAARSPÜLUNG MIT ROSMARIN-ESSIG

- *200 ml Apfelessig*
- *1 Handvoll Rosmarin oder 4–6 Triebspitzen*
- *2 TL Honig (wahlweise)*

Zubereitung

1. Die Rosmarinnadeln vom Zweig abzupfen und klein schneiden.
2. Dann mit dem Essig in ein Glas mit Schraubdeckel füllen und für 14 Tage bei Zimmertemperatur (nicht an der Sonne) stehen lassen.
3. Zum Schluss abseihen, 1 TL Honig unterrühren und in ein beschriftetes Glas füllen.

Anwendung

1 Teil Essig mit 8–10 Teilen lauwarmem Wasser gut mischen und nach dem Haarewaschen diese Spülung verwenden.

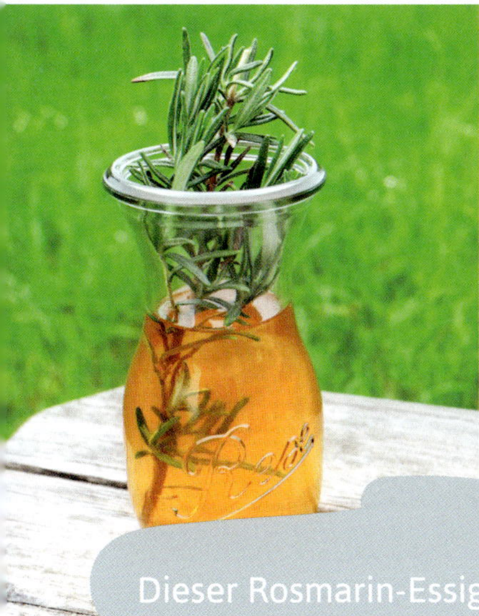

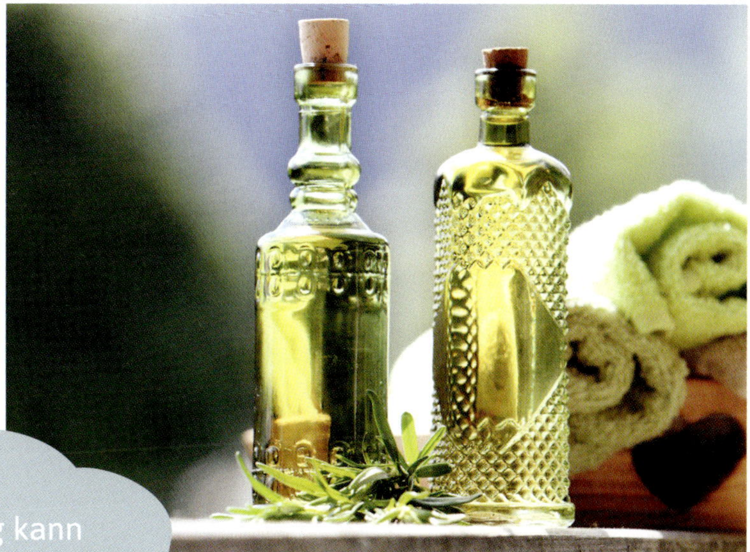

Dieser Rosmarin-Essig kann neben der wohltuenden Haarspülung genauso gut im morgendlichen Essigwasser getrunken oder in die Salatmarinade gemischt werden.

Variationen mit anderen Kräutern

→ Lavendel beruhigt die Kopfhaut und lässt sie schneller regenerieren, ist auch bei Schuppen hilfreich.

→ Kapuzinerkresse hemmt aufgrund ihrer Inhaltsstoffe das Wachstum von Bakterien und Pilzen („antimykotisch“).

→ Brennnessel wirkt wie Rosmarin bei Haarausfall, wird aber auch bei fettem Haar eingesetzt. Achtung: Wirkt auch austrocknend!

→ Zitronenmelisse ist hilfreich bei Schuppen, beruhigt und wird auch bei juckender Kopfhaut verwendet.

→ Diese Essig-Grundlage ist mit Wasser verdünnt ein wahres Fräulein-Wunder:

In einem Sprühfläschchen in der Handtasche kann es auf einer langen Auto- oder Zugfahrt bspw. zur Reinigung der Hände, als Deospray, Luftreiniger oder Gesichtstonic eingesetzt werden.

In Australien habe ich erlebt, dass Menschen ein kleines Fläschchen Essig mit sich herumtrugen: Wenn sie von Insekten gestochen wurden, beträufelten sie damit die Insektenstiche, um den Juckreiz zu stillen und der Entzündung entgegenzuwirken.

Wenn dann noch Lavendel & Melisse oder eine andere Kräutermischung im Essig ausgezogen wird, ist der Essig wirksamer.

SALBEI (*Salvia officinalis*)

Er hat eine antibakterielle Wirkung. Für unreine Haut kann er gut eingesetzt werden. Auf das Zahnfleisch wirkt er straffend und macht einen frischen Atem, weshalb er in vielen Zahnpasten und -ölen vorkommt. Besonders für Menschen, die viel bzw. stark schwitzen, ist er hilfreich, weil er schweißhemmend wirkt. Egal ob flüssiges oder Creme-Deo, ich gebe immer noch 1-2-3 Tropfen ätherisches Salbei-Öl dazu.

Allerdings ist bei Kindern und Schwangeren/Stillenden Vorsicht geboten, weil er einfach eine sehr gehaltvolle Pflanze ist – sie sollten eine innerliche Anwendung meiden. Stillende Mütter sollten auf Salbei verzichten, da er ein typisches Kraut zum Abstillen ist.

— Salbei wirkt schweißhemmend und ist deshalb auch in einem Deo hilfreich.

— Wichtig: Das Wasser nicht zu heiß verwenden, weil die ätherischen Öle sonst rascher verdunsten!

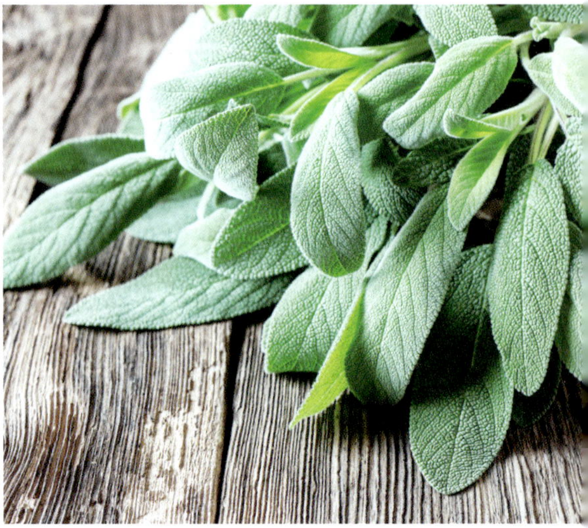

SALBEI-REZEPT

EINFACHES SPRÜH-DEO

EIN DIY-KLASSIKER

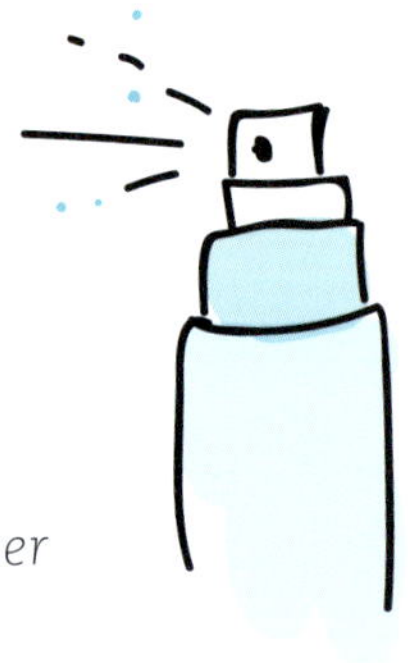

- *100 ml lauwarmes Wasser oder alternativ Salbeitee*
- *1 Tropfen äth. Öl, Salbei*
- *1–2 Tropfen äth. Öl, Litsea Kubeba*
- *1 TL Natron*

Zubereitung/Anwendung

1. Das Natron in das lauwarme Wasser einrühren, danach die äth. Öle hinzufügen.

—> INFO

Dieser Deo-Spray war einer der ersten Deo-Sprays, die ich benutzte. Vor einigen Jahren in der Ausbildung zur Kräuterexpertin hat eine Kollegin ein ähnliches Deo mitgebracht und uns zum Ausprobieren gegeben. Ich fand es wunderbar und konnte auch meinen Freund davon überzeugen. Es ist ein einfacher Umstieg auf eine selbst gemachte Deo-Alternative!

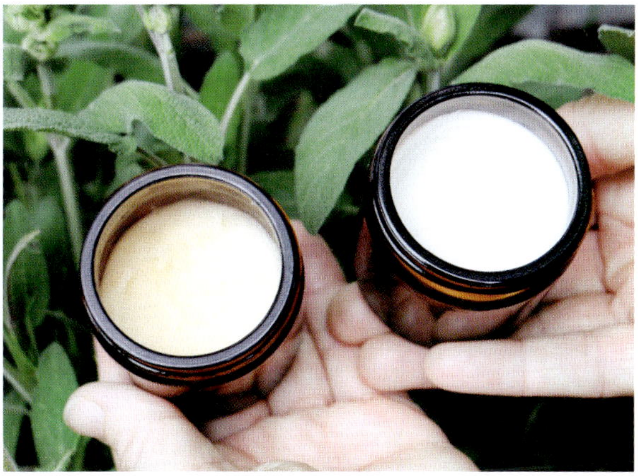

SALBEI-REZEPT

DEO-CREME

SOMMERVARIANTE

- *20 g Kokosfett*
- *20 g Sheabutter*
- *6 g Natron*
- *6 g Stärke*
- *5 g Kakaobutter*
- *Ev. ätherisches Öl, Vorschlag: 5 Tropfen Litsea Cubeba und 5 Tropfen Salbei*

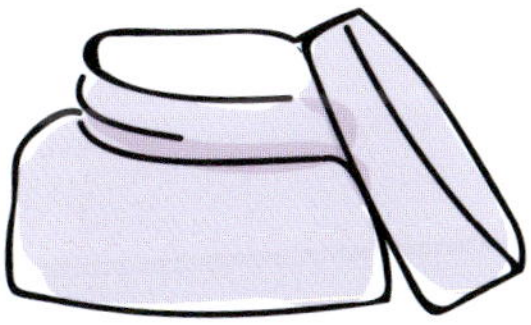

Zubereitung/Anwendung

1. Erst Kakaobutter, Sheabutter und Kokosfett sanft schmelzen, bis alles eine „teigige" Konsistenz hat, damit das Natron und die Stärke untergerührt werden können. Die Shea- und Kakakobutter sind hitzeempfindlich und sollten deshalb nicht zu hoch erhitzt werden. Die Deocreme wird sonst grieselig.
2. Wer mag, kann zum Schluss noch ätherisches Öl hinzufügen: Litsea Cubeba, ein Lorbeerbaum-Gewächs hat eine frische Zitrusnote und ist förderlich für den Lymphfluss. Salbei muss wirklich sehr sparsam dosiert werden, neben seiner intensiven Wirkung riecht er auch sehr stark. Aber besonders bei vermehrtem Schwitzen wird er gerne von Betroffenen verwendet – in Form von Tees oder in Deos.

SALBEI-REZEPT

BODY-SPLASH

KÖRPERSPRAY MIT KRÄUTERN

- *100 ml Wasser, körperwarm*
- *1 Handvoll Zitronenmelissenblätter*
- *1 TL Salbeiblätter*
- *1 TL Salz oder Natron*
- *½ TL Honig*

Zubereitung/Anwendung

1. Die klein geschnittenen Kräuter und das körperwarme Wasser mit Salz und Honig in ein sauberes Glas mit Schraubverschluss geben, mehrere Minuten immer wieder gut schütteln.
2. Dann 10–15 Minuten stehen lassen, abseihen und in eine Sprayflasche füllen. Danach ab in den Kühlschrank.
3. Dieser Körperspray erfrischt, wirkt entzündungshemmend und geruchsneutralisierend. Der Duft ist auch für unsere Stimmung eine Wohltat und kann an stressigen Tagen unsere Nerven stärken.

→ TIPP

Wer gerne eine „schnelle Pflege" mag, kann dem Spray noch 1 EL Öl hinzufügen (Olive, Sonnenblume, Jojoba, Mandel …). Wichtig: Vor der Anwendung gut schütteln! Besonders wenn es im Sommer heiß ist, darf die Hautpflege nicht zu fettig sein, weil das Schwitzen sonst gleich wieder von vorne losgeht. Deshalb ist der Body-Splash mit einem Schuss Öl eine gute Alternative für eine schnelle Pflege. Diesen Spray dann auf die noch feuchte Haut auftragen, danach nur trocken tupfen, nicht abrubbeln!
Und für alle Liebhaberinnen ätherischer Öle: Natürlich können noch 2–3 Tropfen eines ätherischen Öls dazugegeben werden. Sie lassen den Spray noch intensiver duften und tragen zu seiner Haltbarkeit bei.

ZERO WASTE

Ganz nach dem Motto „Wiederverwenden statt wegwerfen": Es muss nicht immer ein neues Sprayfläschchen sein – auch leere Deospray-Flaschen mit Sprühaufsatz zum Abschrauben oder eine größere Zerstäuberflasche tun ihren Dienst. Wichtig: Die Flaschen immer beschriften, damit man auch nach einer Woche noch weiß, was drinnen ist!

SPITZWEGERICH-REZEPT

AUTSCH-BALSAM

EIN KRÄUTERNEST-REZEPT

- *100 ml Olivenöl*
- *10 g getrockneter Spitzwegerich oder 20 g frischer Spitzwegerich*
- *10 g Bienenwachs*
- *Sieb, Kochtopf, Salbentiegel, Kochlöffel, Etikett*

Zubereitung

1. Öl und den zerkleinerten Spitzwegerich im Topf auf 70 Grad erwärmen und für 15 Minuten bei mittlerer Hitze ziehen lassen.
2. Das warme Öl mit dem Spitzwegerich durch ein Sieb in einen Topf abgießen. Das Bienenwachs im Öl schmelzen lassen.
3. Wenn die Mischung etwas abgekühlt ist (40 Grad), kann nach Wunsch noch ätherisches Öl dazugegeben werden. In vorbereitete saubere Döschen abfüllen, mit einem Küchentuch über Nacht zudecken und ausdampfen lassen.

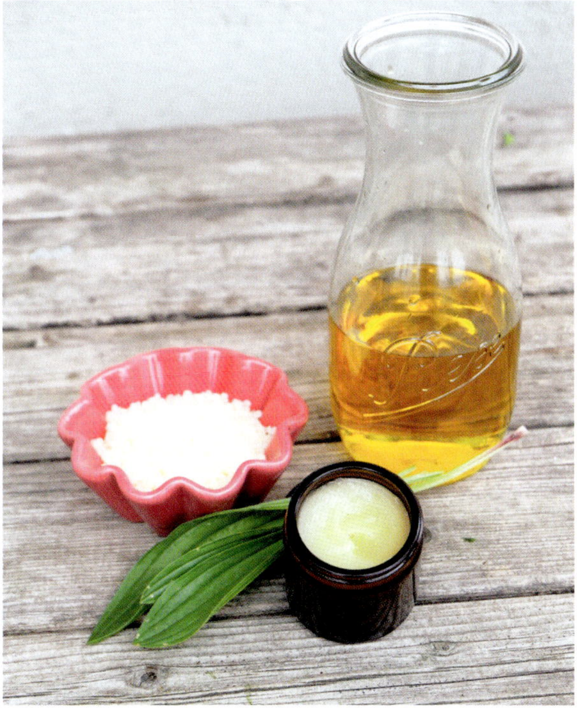

4. Am nächsten Tag mit einem Deckel verschließen. Wichtig: Beschriften!

VARIANTE

AUTSCH-BALSAM MIT DOST-ÖL

Statt Olivenöl und Spitzwegerich Dost-Öl (siehe Seite 92) verwenden und das Bienenwachs darin schmelzen.

STEINKLEE (*Melilotus*) – auch Honigklee genannt

Der Steinklee wirkt wie eine Straffungskur für unsere Venen. Zudem ist der Steinklee wundheilend und fördert den Lymphfluss. Gerade im Sommer ist er als Kompresse, Fußbad oder als Beingel eine angenehme Pflege für schwere Beine.

Es wird empfohlen, die Anwendung während der Schwangerschaft und Stillzeit oder bei Blutgerinnungsstörungen abzuklären.

→ INFO

Alternativ zu Johannisbrotkernmehl kann – viel regionaler – Apfelpektin verwendet werden. Unsere Großmütter haben die ersten fallenden, noch grünen Äpfelchen gesammelt, in Scheiben geschnitten, getrocknet und dann fein vermahlen. Diese unreifen Äpfel haben reichlich Pektin und eignen sich nicht nur hervorragend für das Eindicken von Marmeladen, sondern auch für Körpergele.

STEINKLEE-REZEPT

SWINGING FEET

SOMMERLICHES BEINGEL

- *½ TL Johannisbrotkernmehl oder Pektin (Apfel)*
- *2–3 TL getrocknetes/welkes Kraut vom Honigklee*
- *heißes Wasser für den Tee*

Zubereitung/Anwendung

1. Für den Tee 150 ml Wasser aufkochen, den Honigklee übergießen und für ca. 10 Minuten ziehen lassen.
2. Das Johannisbrotkernmehl in den lauwarmen Tee einrühren. Ist er zu heiß, kann das Beingel leicht verklumpen.
3. Wer einen intensiveren Duft mag, kann dem Tee noch 2 Blättchen Minze oder 1 TL klein geschnittene Rosmarin-„Nadeln“ hinzufügen. Wer es eher entspannend mag, kann ½ TL Kamille hinzugeben.

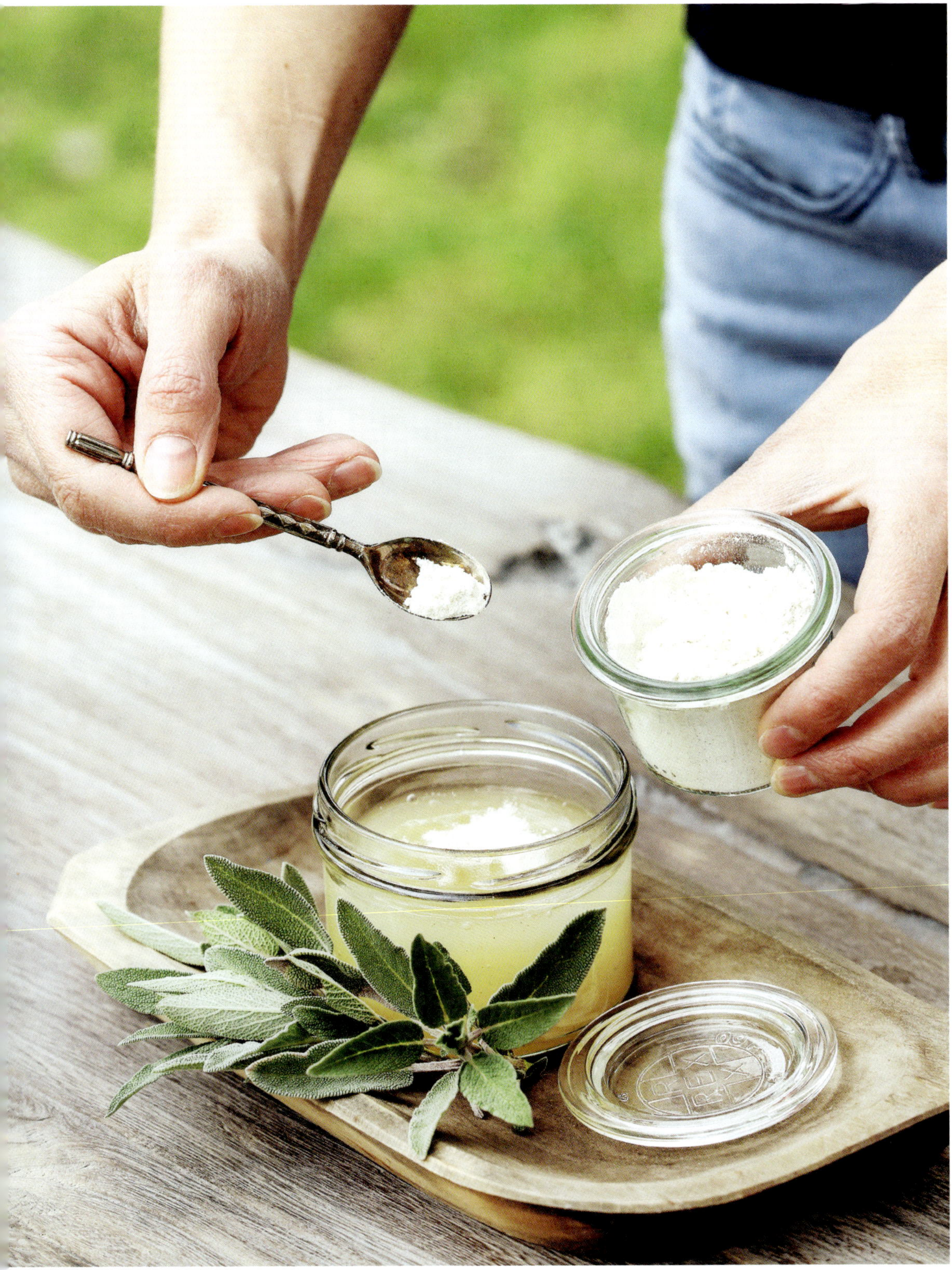

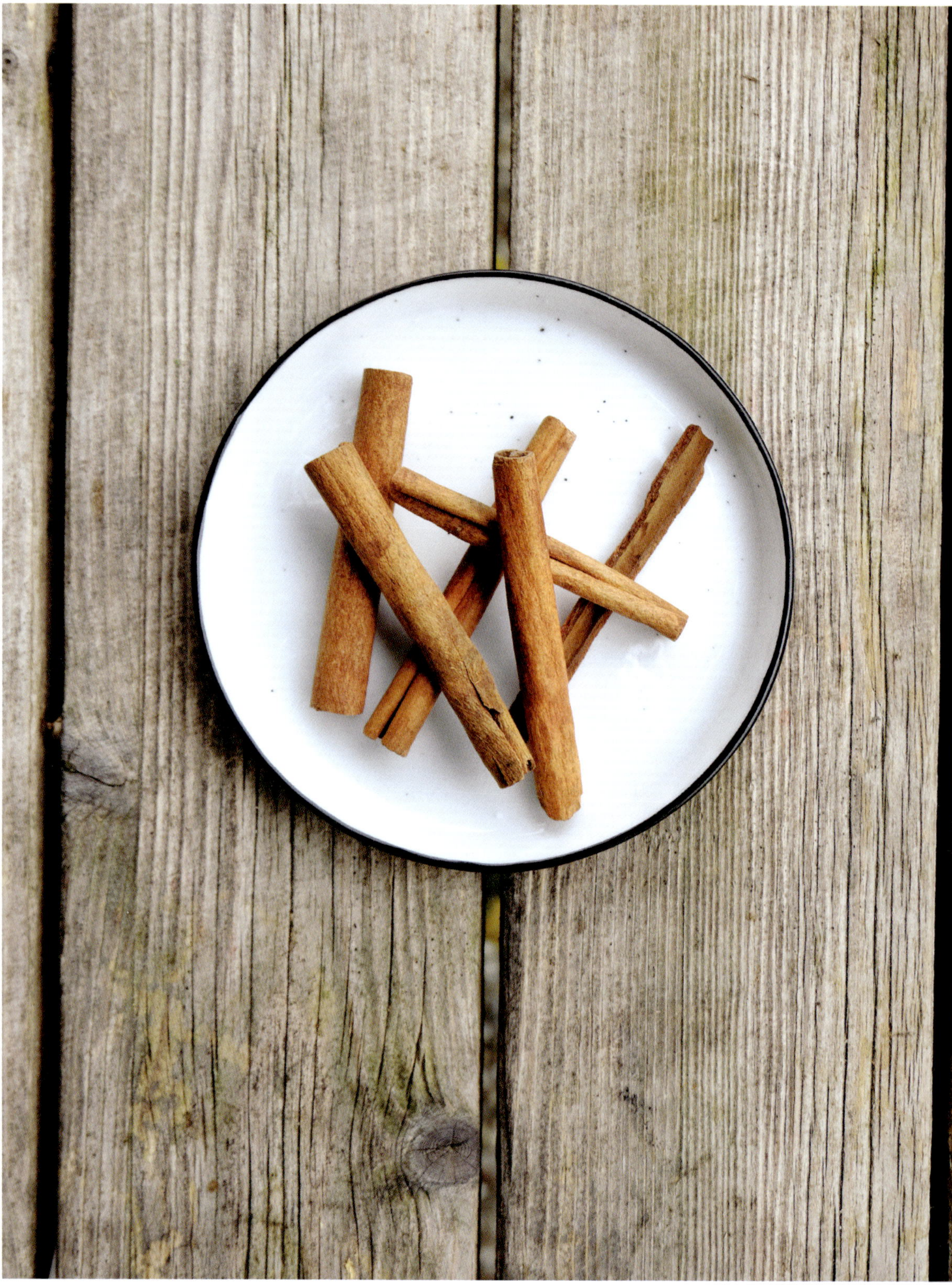

Gewürze auf unserer Haut

Weihnachten – keine Jahreszeit wird so stark mit Gewürzen in Verbindung gebracht wie sie. Dabei sind viele dieser wunderbaren Gewürze nicht aus unserer Region, dennoch sind sie nicht mehr aus unseren Gewürzregalen wegzudenken.

Beispielsweise die Muskatnuss: Viele Menschen – mein Vater gehört auch dazu – sind der Meinung, eine Suppe ohne Muskatnuss ist keine gute Suppe, und deshalb kann ich mich mit meinen fast 40 Jahren nicht daran erinnern, dass bei uns zu Hause jemals die Muskatnuss ausging, dafür sorgt er persönlich. Natürlich wird sie nur als ganze Nuss gekauft und mit der kleinen Muskatreibe direkt am Tisch in die Suppe gerieben. So, wie es sich eben gehört. Und ich muss sagen, sie hat gewirkt, die Erziehung zur Muskat-Liebhaberin. Allerdings beschränkt sich meine Anwendung der kleinen braunen Nuss nicht nur auf die Suppe oder auf Kartoffelpüree, sondern auch in Tees, in heißer Schokolade oder eben auch in der Hautpflege finde ich sie großartig.

Vor ein paar Jahren haben sich Freundinnen bei mir über kalte Füße beklagt. Und jeder, der sich mit Kräutern befasst, kennt das: „Gibt es kein Kraut gegen kalte Füße?“ Und da kam dann auch irgendwann die Frage auf, ob ich vielleicht ein besonderes Rezept dafür hätte, das kalte Füße wieder warm machen würde. So begann ich mit weihnachtlichen Gewürzen zu experimentieren. Da ich bereits mit Chili-Honig erste Versuche gemacht habe, wusste ich, dass auf jeden Fall anständig scharfe Chilis reingehören. (Wir kennen ja alle die Wirkung von Chili von den „Wärmepflastern“ aus der Werbung.) Und natürlich durfte dann auch die Muskatnuss nicht fehlen. Um die kalten Füße meiner Freundinnen wirklich mit größtmöglicher Wärme zu versorgen, suchte ich nach weiteren wärmenden und nach Weihnachten duftenden Gewürzen: Dazu kamen dann noch Zimt, Kardamom, Sternanis, Pfefferkörner und Nelken. Auch ein Stück Vanilleschote durfte nicht fehlen – sie ist fixer Bestandteil meiner weihnachtlichen Gewürzauswahl. Wenn ich um diese Jahreszeit diesen wunderbaren Duft rieche, kommt mir immer meine Wiener Oma in den Sinn: Sie hat einfach die weltbesten Vanillekipferl gemacht und es hatte immer etwas sehr Entspannendes, ihr beim „Kipfile Rolla“ zuzusehen. (Und noch heute wundere ich mich, wie sie es geschafft hat, dass alle immer dieselbe Form und Größe hatten.)

Die Auswahl an Gewürzen setzt sich wie immer aus den Inhalten meiner Gewürzschubladen zusammen. Hätte ich z. B. keinen Sternanis im Schrank gefunden, wäre er nun nicht im Rezept.

Also: Einfach kreativ sein und ausprobieren!

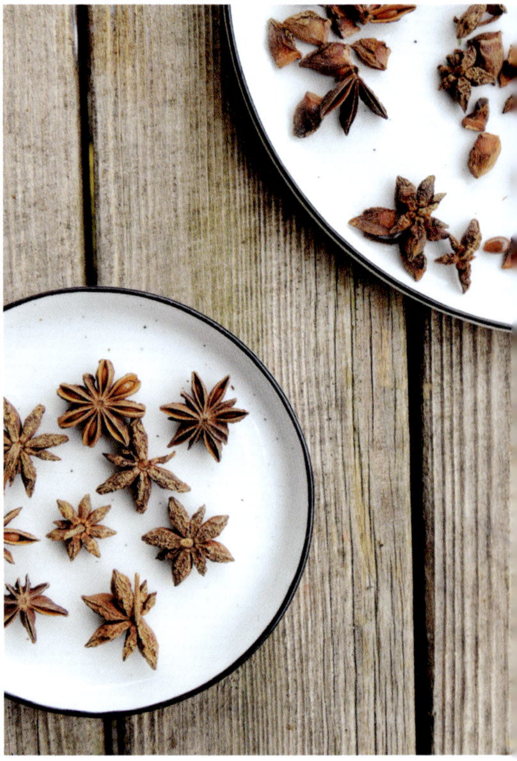

Muskatnuss: Ist wärmend und unterstützt das Immunsystem, wird in ferneren Regionen auch bei Rheuma und Muskelschmerzen eingesetzt und beeinflusst die Verdauung positiv.

Zimt: Wärmt und hat auch eine „keimbekämpfende" („antiseptische") Wirkung. Außerdem ist er verdauungsstärkend. Wird im asiatischen Raum traditionell auch als Heilmittel für die Atemwege verwendet.

Vanille: Fördert die Lust – sie ist ein Aphrodisiakum. Sie hebt die Stimmung, weil sie ein „Glücksbote" ist, indem Endorphine freigesetzt werden. Für viele ist der Duft auch mit Kindheitserinnerungen verknüpft und lässt uns Geborgenheit spüren.

Kardamom: Stärkt das Immunsystem und die Verdauung, ist kreislaufanregend, wärmend, schlaffördernd und krampflösend. In der ayurvedischen Medizin wird er auch bei Erkältung, Husten und Nebenhöhlenentzündungen eingesetzt.

Nelke: Hat eine betäubende Wirkung, was bspw. bei Zahnschmerzen genutzt wird, außerdem reduziert sie wie Zimt die Keime und unterstützt die Verdauung.

Pfefferkörner: Wirken auch antiseptisch wie Zimt und sind magenstärkend. Außerdem regen sie den Kreislauf an, fördern die Durchblutung (bspw. bei muskulären Schmerzen durch Verspannung) und kurbeln die Produktion von Glückshormonen an („Endorphine").

Sternanis: Im Gegensatz zu Anis (mit dem er übrigens nicht verwandt ist) hat er eine ganz leichte Schärfe und wirkt anregend. Er unterstützt die Verdauung, ist hilfreich bei Erkältungen und fördert einen guten Schlaf.

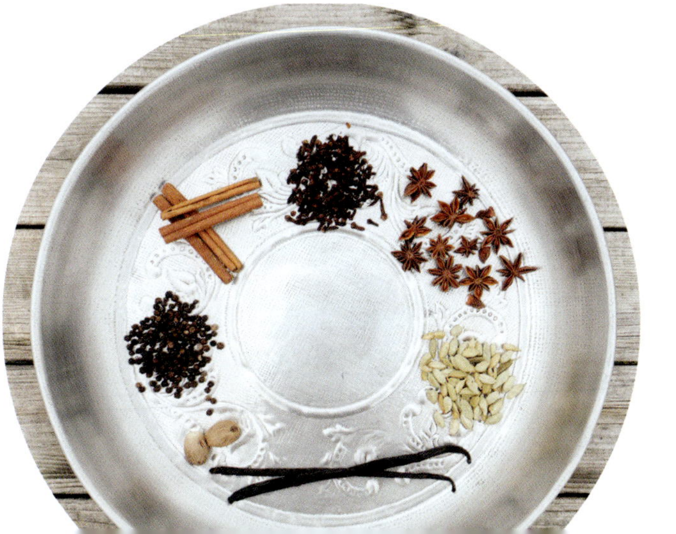

REZEPT

VANILLA SKY

KÖRPERÖL

- *1 Vanilleschote*
- *150 ml Öl*
- *Evtl. noch Gewürze (Zimtstangen, Nelken, Pfefferkörner)*

Hier ist es sinnvoll, ein gutes Öl aus dem Fachgeschäft oder der Apotheke zu verwenden, bspw. Jojoba- oder Mandelöl. Aber auch Sonnenblumenöl ist geeignet!

Zubereitung

1. Die Vanilleschote längs halbieren und auskratzen, das Vanillemark und die klein geschnittene Schote ins Öl geben.
2. Wer mag, kann noch ½ Zimtstange, ein paar Pfefferkörner (beide Gewürze wirken wärmend) oder ½ TL Lavendelblüten hinzufügen.
3. Das gut verschlossene Glas für 2 Wochen bei Raumtemperatur stehen lassen, danach durch einen Tee-/Kaffeefilter oder ein Stück Baumwolle abseihen.

Wichtig: Wirklich sauber abfiltern, da es sonst schon mal zu Schimmelbildung kommen kann.

Wenn es schneller gehen soll, kann das Öl mit den Zutaten auf niedriger Stufe für 30–45 Minuten erwärmt und dann noch für 4–7 Tage stehen gelassen werden. Bitte darauf achten, dass nach dem Erwärmen das Abkühlen noch bei offenem Deckel passiert, da sonst das Kondenswasser zurück ins Öl tropft und die Haltbarkeit beeinträchtigen kann.

→ TIPP

Dieses Öl kann auch als Grundlage für weitere Rezepte verwendet werden. Beispielsweise anstelle von Rosenöl für eine Vanillelotion, für das After-Sun-Öl mit Karotte oder als Grundlage für einen Lippenpflegestift.

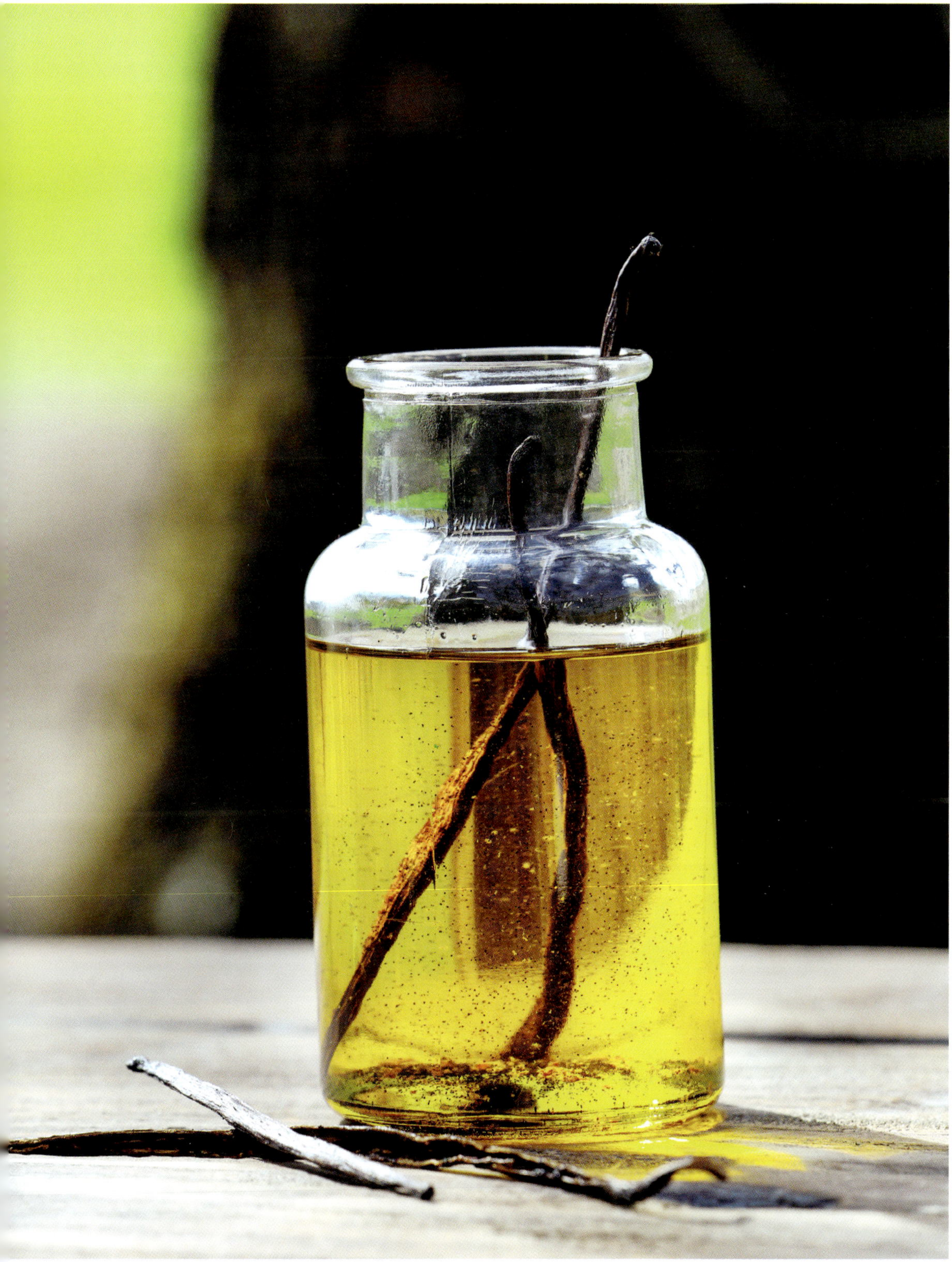

REZEPT

WÄRMENDE GEWÜRZCREME

- *200 g Öl*
- *20 g Bienenwachs*
- *1–2 Zimtstangen*
- *Je 3–5 Pfefferkörner, Nelken, Kardamom und Sternanis*
- *2–3 kleine Chilischoten*
- *½ Vanilleschote*
- **Verpackung:** *Gläser mit Schnappverschluss, Weckgläser, Marmeladegläser, Salbentiegel*

Die Menge der Gewürze richtet sich auch nach deren Größe oder der Vorliebe der Rührerin/des Rührers: Wenn jemand ein Gewürz nicht mag oder nicht verträgt, kann es einfach weggelassen werden. (Allerdings ist zu beachten, dass eine übermäßige Dosierung bestimmter Gewürze mitunter zu Hautreizungen führen kann.)

Zubereitung

1. Die Gewürze etwas zerkleinern (bspw. im Mörser oder mit einem Schnitzelklopfer auf dem Holzbrett) und dann auf mittlerer Stufe für ca. 30–45 Minuten im Öl ausziehen.
2. Danach das Öl durch ein Baumwolltuch oder ein sehr dichtes Sieb abseihen. Das Öl wieder in den (gereinigten) Topf geben.
3. Als Nächstes das Bienenwachs im Gewürzöl schmelzen. Wenn die Mischung etwas abgekühlt ist (max. 40 Grad), könnte je nach Wunsch noch ätherisches Öl dazugegeben werden. Allerdings ist es bei dieser Gewürzcreme definitiv nicht notwendig, da sie bereits ausreichend duftet.
4. Nun kann die Gewürzcreme in die vorbereiteten Döschen abgefüllt werden, anschließend nur mit einem Küchenkrepp über Nacht zudecken und ausdampfen lassen und am nächsten Tag mit dem Deckel verschließen.

→ REZEPTVARIATION „KOKOSBUSSERL"

Einfach Öl und Bienenwachs durch Kokosfett ersetzen.

ZERO WASTE

DIE WÄRMENDE GEWÜRZCREME ALS GESCHENK

Beim Schenken kommt es auf den Inhalt an – allerdings ist die Verpackung gerade zu Weihnachten auch nicht ganz unwichtig: Statt Plastiktiegel gibt es zauberhafte Varianten aus Glas – sei es ein Glas mit Schnappverschluss oder ein ganz gewöhnliches Marmeladenglas mit einer Schleife plus Zimtstange und Sternanis. Der Fantasie sind dabei keine Grenzen gesetzt. Und wer kennt es nicht: Im Schrank stapeln sich mal wieder die Lebensmittelgläser, von denen wir uns oft nicht trennen können. Das wäre jetzt eine klassische Situation von „Schatz, ich habe es dir doch gesagt, die Gläser kann man noch gut für was verwenden!" – Oder wie es heutzutage auf Englisch so nett heißt „Zero Waste" (Leben ohne Müll/Müllvermeidung) oder „Re-Use" (Wiederverwenden statt wegwerfen). So kann jede und jeder einen kleinen ressourcenschonenden Beitrag leisten und Müll vermeiden.

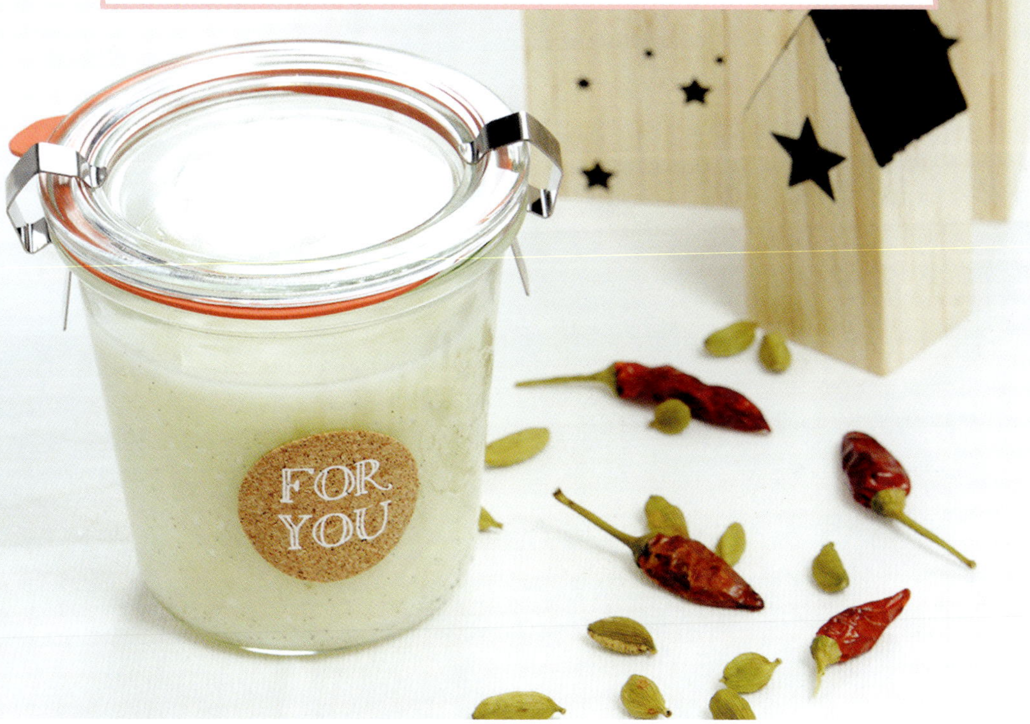

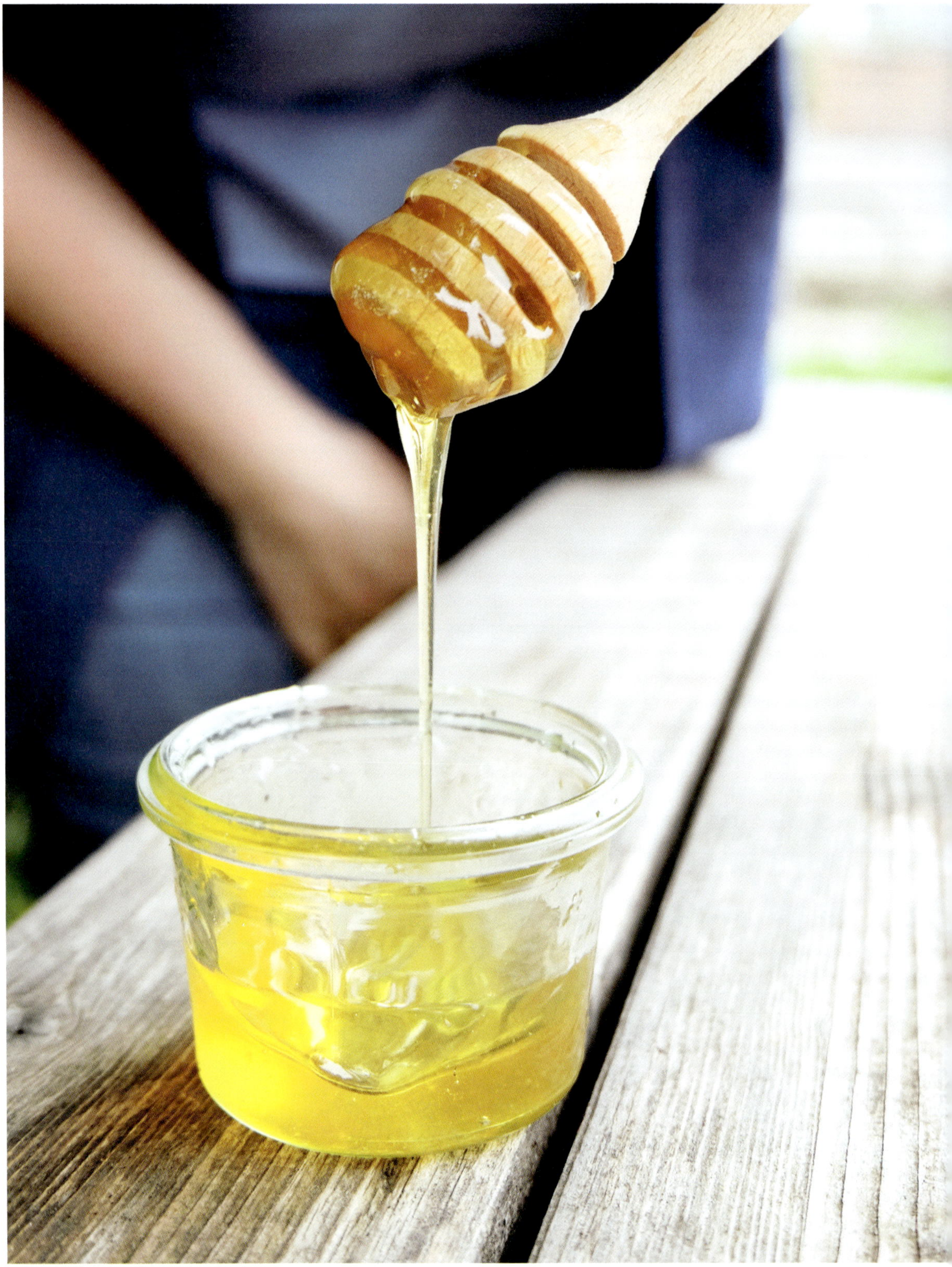

Honig – Flüssiges Gold

Besonders in den letzten Jahren hat Honig wieder sehr an Bedeutung gewonnen – nicht nur auf dem Butterbrot oder im Tee, sondern auch in der Medizin und in der Hautpflege. Honig ist ein wahrer Tausendsassa und kann pur oder im Zusammenspiel mit anderen Wirkstoffen manchmal Unglaubliches leisten.

Honig gibt es in unterschiedlichen Qualitäten: Am besten ist es, auf den Imker aus der Umgebung zu vertrauen und regionalen Honig zu kaufen. Für die Haut besonders gut geeignet und unserer Region entsprechend ist der Waldhonig. Aber auch ein Blütenhonig leistet hervorragende Dienste.

Es gibt oft Kritiker, die der Meinung sind, dass der Honig zu schade für die Hautpflege ist. Doch für solche Anwendungen reichen kleinste Mengen wie 1–2 Teelöffel meist aus. Außerdem ist er ein Naturprodukt und für uns sowohl innerlich als auch äußerlich eine Wohltat. In Kulturen wie Tibet oder Russland hat er eine jahrtausendealte Tradition: Dort werden Honigbehandlungen für den Körper, insbesondere für den Rücken mit Erfolg angewendet. Durch eine spezielle Technik und die Klebrigkeit des Honigs entsteht in den Hautschichten ein Vakuum, das dazu führt, dass Schlackenstoffe aus dem Gewebe beseitigt werden. Dadurch können auch Verspannungen leichter gelöst werden und die wunderbaren Inhaltsstoffe des Honigs gelangen in den Körper, was beispielsweise zu einer verbesserten Schlafqualität beiträgt oder das Immunsystem gut unterstützt. Honig besteht überwiegend aus Kohlenhydraten, das heißt aus etwa 75 % Zucker. Honig enthält bis zu 30 verschiedene Zuckerverbindungen, die den Körper nicht so einseitig belasten wie raffinierter Zucker. Zurückzuführen ist dies einerseits auf die vielen verschiedenen Nektarquellen der Bienen, andererseits auf deren Fermentation (Enzyme, die sie dem Nektar hinzufügen). Honig enthält zudem auch geringe Mengen an Vitaminen – beispielsweise den kompletten Vitamin-B-Komplex, Vitamin C, Kalzium, Phosphor, Mangan, Kalium, Kupfer, Eisen oder Magnesium. Obwohl er einen eher geringen Eiweißgehalt von ca. 0,5 % hat, besitzt er dennoch wichtige Aminosäuren (Eiweißbausteine), die als Ausgangssubstanz für die Bildung von anderen Stoffwechsel-Zwischenprodukten notwendig sind.

Außerdem enthält das flüssige Gold noch Ameisen-, Bernstein-, Butter-, Essig- und Zitronensäure. Und in Kombination mit Acetylcholin (regt die Darmmuskeln an) und Kalium sorgen diese Substanzen für einen guten Appetit und eine geregelte Verdauung.

Je nach Honigsorte sind etwa 120 Aromastoffe für den entsprechenden Geschmack und den jeweiligen therapeutischen Nutzen verantwortlich.

Die im Honig enthaltenen „Inhibine" hindern Bakterien am Wachstum: Honig entzieht deshalb Flüssigkeit aus entzündetem Gewebe und lässt Bakterien austrocknen. In Kombination mit anderen Honig-Inhaltsstoffen fungieren Inhibine als natürliches Antibiotikum, was sich die Medizin auch in der Wundbehandlung zunutze macht.

Weil Honig ein schwach saures Milieu hat, siedeln sich Bakterien und Hefepilze nicht an. Und selbst in hoher Verdünnung hat Honig noch eine keimtötende bzw. -hemmende Wirkung.

WICHTIG:

Honig sollte nie – auch nicht kurzfristig – über 42 Grad erhitzt werden, viele wertvolle Stoffe gehen dabei verloren. Beim Kochen und Backen lässt sich das natürlich nicht vermeiden. Auch wenn er dabei hoch erhitzt wird, ist der Honig dem gewöhnlichen Haushaltszucker immer noch überlegen, da manche Inhaltsstoffe sehr wohl hitzebeständig sind. Beim Tee macht es allerdings Sinn, ihn erst etwas abkühlen zu lassen, bevor wir Honig hinzugeben.

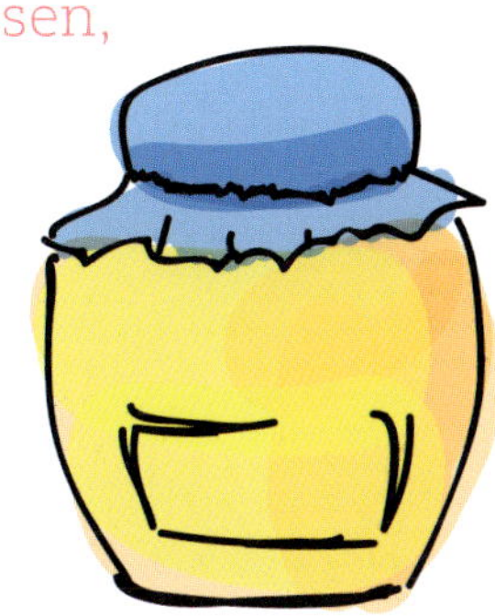

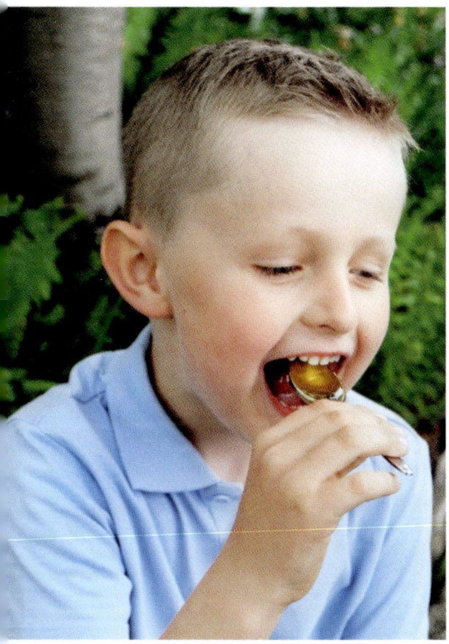

→ Mein persönlicher Tipp!

HONIG PUR

- *2 TL Honig*

Anwendung

1. Den ersten Teelöffel Honig in den Mund nehmen und so lange wie möglich lutschen – über die Mundschleimhaut werden viele wertvolle Inhaltsstoffe aufgenommen.
2. Den zweiten Teelöffel Honig zwischen den Fingern verreiben und auf das ganze Gesicht auftragen, 15–20 Minuten einwirken lassen und danach mit lauwarmem Wasser abnehmen. Diese Maske wirkt entzündungshemmend, straffend und nährend. Honig eignet sich hervorragend, wenn sich bei Jugendlichen ein Pickel zeigt, da der Honig entzündungshemmend und gleichzeitig auch -vorbeugend wirkt.

REZEPT

HONIG-HANDMASSAGE

MIT 2 PERSONEN

- *1 Handtuch*
- *1–2 TL Honig, je nach Handgröße*

Anwendung

Wichtig ist, dass beide Personen entspannt sitzen können: Entweder setzt man sich gemeinsam an einen Tisch (praktisch, weil die Arme/Hände abgelegt werden können) oder wer lieber am Boden sitzt, setzt sich im Schneidersitz schräg gegenüber hin. Das Handtuch wird zwischen „Masseur/in“ und Genießer/in ausgebreitet, damit die Kleidung nicht klebrig wird. Der Masseur nimmt den Honig in die Hand und wärmt ihn zwischen den eigenen Handflächen etwas an, indem er sie gegeneinanderreibt. Durch die Körperwärme wird er auch gleich etwas flüssiger und lässt sich besser auf der Hand des Partners/der Partnerin verteilen. Wenn der Honig auf der Hand der massierten Person gut verteilt wurde, kann mit dem Kneten, Drücken und Zupfen begonnen werden. Wichtig ist, dass es keine Schmerzen bereitet – es soll angenehm sein. Lange, langsame Streichungen wirken dabei eher beruhigend. Angenehm sind auch kreisende Bewegungen, z. B. am Daumenballen, der schön weich ist. Wenn die Haut intakt und fest ist, darf auf dem Handrücken auch mal „gezupft“ werden.

1. Dabei legt die Masseurin ihre Hand auf die der Genießerin. Dann löst sie ihre Hand vorsichtig – von der Daumen-Seite beginnend Richtung äußere Handkante. Diese Bewegung kann öfters wiederholt werden, auch an unterschiedlichen Stellen der Hand.
2. Diese Art der Honig-Massage funktioniert auf dem Rücken genau gleich und ist eine entspannende Angelegenheit!
3. Im Anschluss an die Behandlung die Hände mit lauwarmem Wasser waschen und z. B. mit einer Rosenlotion pflegen.

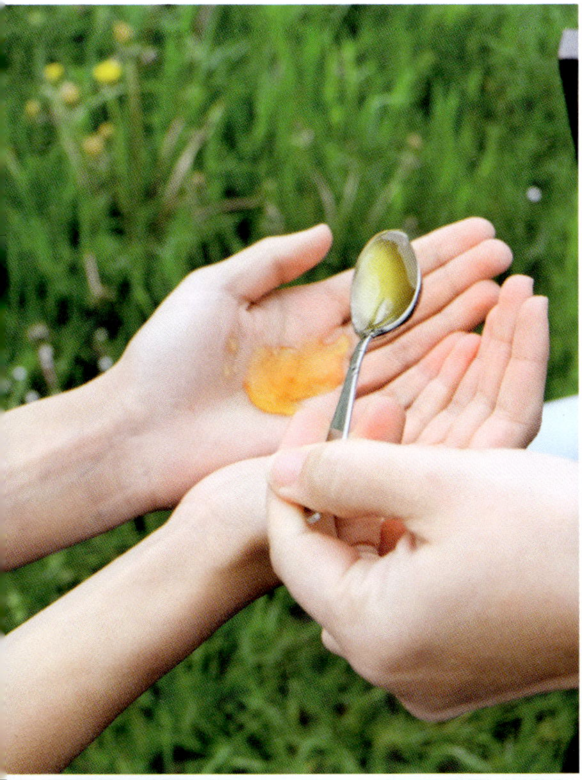

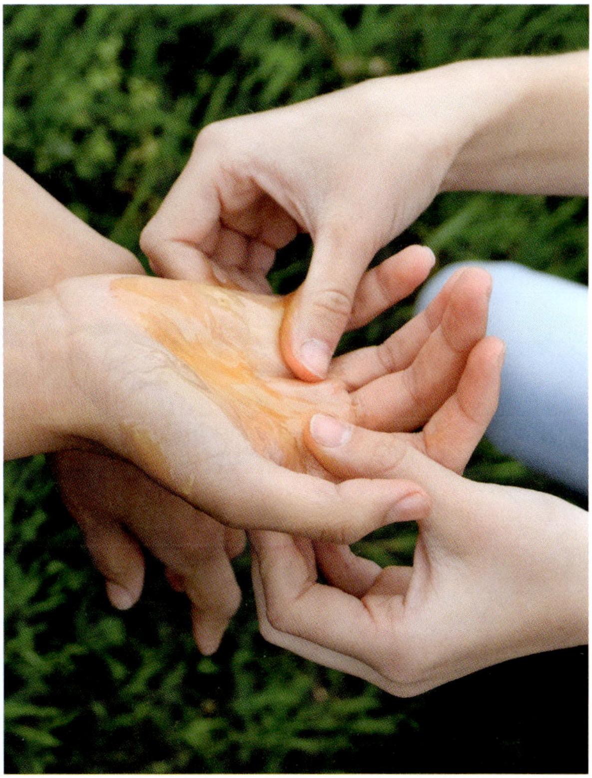

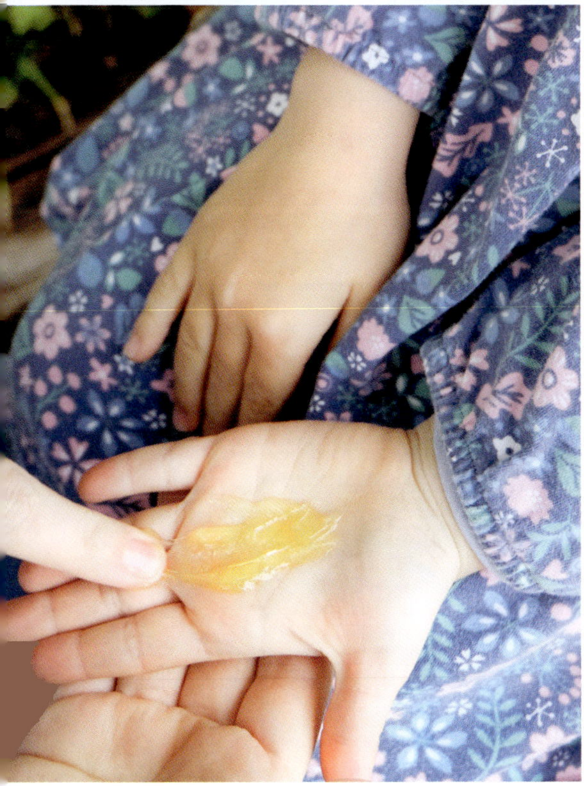

Auch Kinder mögen diese Art der Honiganwendung, gut geeignet sind neben den Händen auch die Füße. Wichtig sind langsame und zarte Bewegungen und immer wieder nachfragen, ob die Massage angenehm ist.

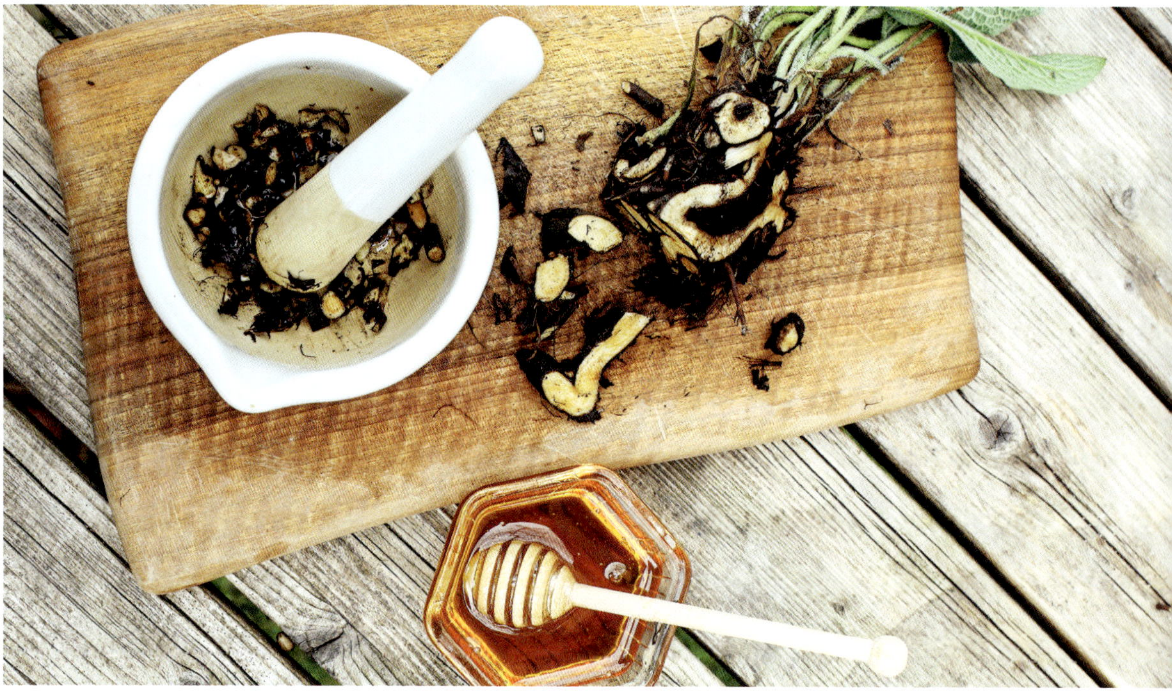

HONIG UND BEINWELL –
Eine wohltuende Kombination

Beinwell ist im Alpenraum sicherlich eine der bekanntesten Heilpflanzen und hat eine lange Tradition. Sie wird bei Gicht- und Rheumaschmerzen angewendet, oder auch bei Prellungen und Verstauchungen. In einer britischen Studie wurden PatientInnen mit unspezifischen Rückenschmerzen mit einer Schmerzsalbe (Wirkstoff Diclofenac) und einem Beinwell-Präparat behandelt und dann befragt.

Das Ergebnis verblüffte alle Beteiligten: Die pflanzliche Zubereitung schnitt gleich gut ab wie die synthetisch hergestellte Variante. In meinem ersten Kräuterkurs lernte ich den Beinwell kennen, und bis heute merke ich mir dazu drei Stichworte: Knochen, Sehnen, Bänder. Schon vor über 1.000 Jahren wurde „Symphytum officinale" – wie er lateinisch heißt – beispielsweise bei Knochenbrüchen angewendet. Verwendet werden hauptsächlich die Wurzeln, aber auch die Blätter werden bspw. als Spinat zubereitet.

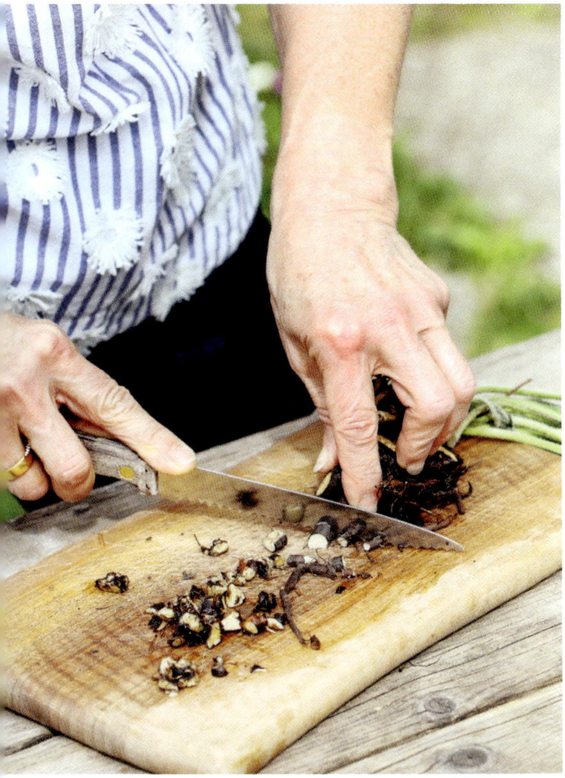

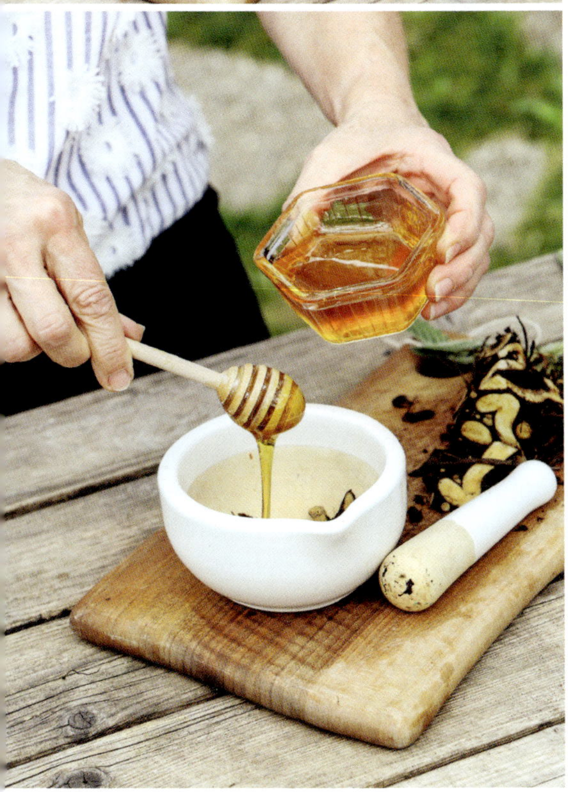

REZEPT

BEINWELL-HONIG-AUFLAGE

BEI GICHT, RHEUMA, PRELLUNGEN USW.

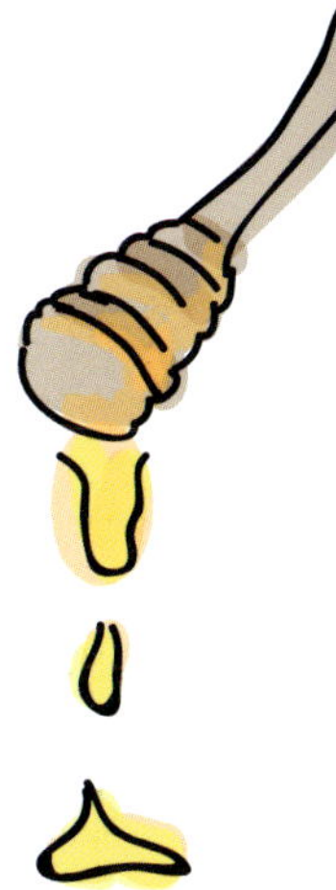

- *2 EL geriebene Beinwellwurzeln*
- *1 EL Honig*
- *1 TL Olivenöl*
- *Heißes Wasser*

Zubereitung

1. Beinwell und 2 EL heißes Wasser miteinander verrühren und dann mit den restlichen Zutaten zu einem pastösen Brei mischen, auf die schmerzende Stelle aufbringen und mit einem Baumwoll- oder Leinentuch abdecken. Bei der ersten Anwendung für 30 Minuten einwirken lassen, je nach Wirkung noch weitere 30 Minuten belassen. In weiterer Folge und je nach Intensität der Beschwerden kann der Umschlag über Nacht belassen werden. Bei Bedarf wiederholen.

Wichig: Auf Verträglichkeit prüfen!

REZEPT

TANTES PORENPUTZER

MASKE

- *½ Würfel Hefe*
- *3–4 EL Schwarztee*
- *1 TL Honig*
- *2–3 EL Topfen (Quark)*

Zubereitung/Anwendung

1. Die zerbröselte Hefe mit dem Schwarztee vermischen.
2. Dann den Honig und den Topfen unterrühren. Durch den Honig wird die Konsistenz etwas flüssiger, daher die angerührte Maske für 15–20 Minuten stehen lassen, damit die Hefe sich entwickeln kann. Wenn Bläschen entstehen, einfach nochmals gut umrühren.
3. Nun auf Gesicht und Hals auftragen, Mund und Augen aussparen und für 20–30 Minuten einwirken lassen. Danach mit lauwarmem Wasser reinigen.

→ INFO

Gestresste, unreine und fettige Haut freut sich über die Hefe, der Honig desinfiziert und wirkt entzündungshemmend, der Schwarztee zusammenziehend und der Topfen (Quark) strafft und versorgt die Haut mit Feuchtigkeit. Diese Zutaten können aufgrund ihres Ursprungs in der Konsistenz sehr unterschiedlich sein. Also: Ist der Porenputzer zu klumpig, einfach noch etwas Tee hinzufügen. Ist er zu flüssig, eine Spur mehr Topfen unterrühren. Wer gerne Hafer mag, kann mit ein paar Flocken oder Mark noch etwas mehr Bindung erzeugen.

Für eine äußerliche Anwendung darf der Tee also gerne 10–15 Minuten ziehen und anstatt des üblichen Teelöffels pro Tasse Wasser nehme ich hier auch 2–3 TL. Wer noch einen „alten" Schwarztee im Küchenschrank lagernd hat – das ist die optimale Gelegenheit, ihn zu verwenden, anstatt auf den Kompost zu schmeißen. Und wer keine verstopften Poren hat, verwendet den Teil vielleicht nach der nächsten langen Partynacht für eine abschwellende Augenkompresse?

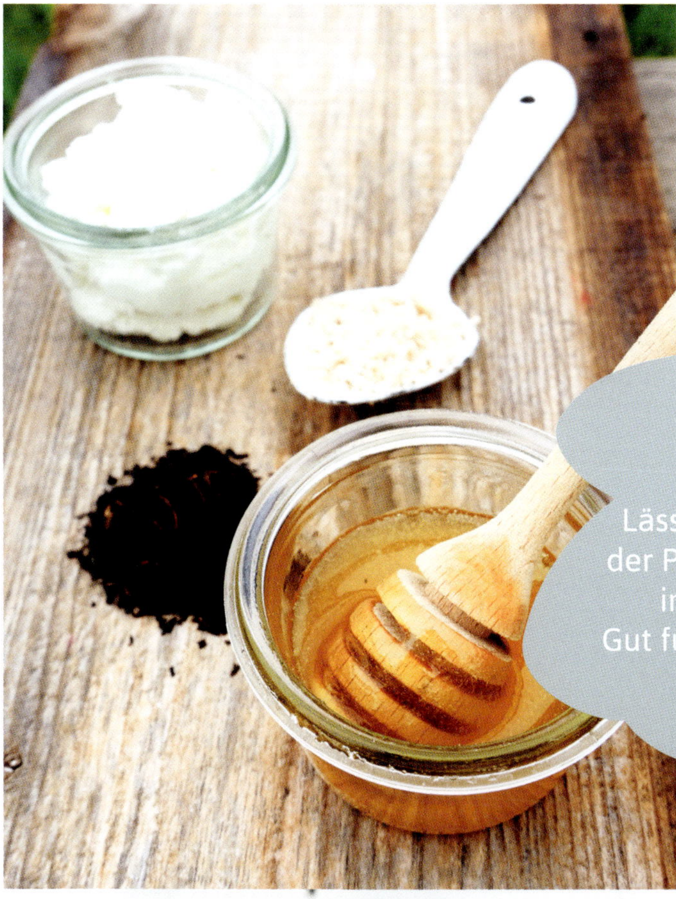

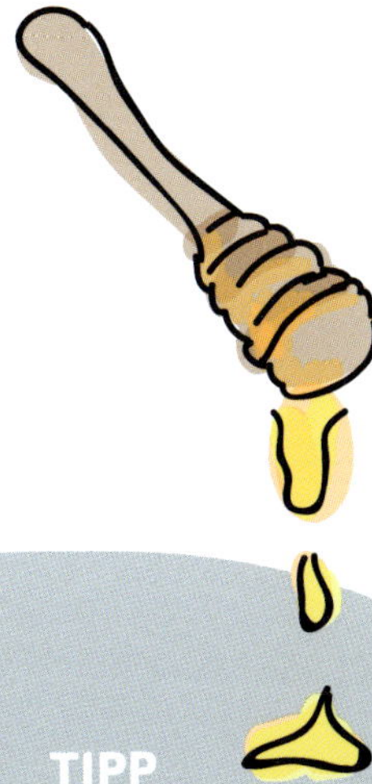

TIPP
Lässt man den Honig weg, ist der Porenputzer noch 2–3 Tage im Kühlschrank haltbar. Gut für eine zweite Anwendung.

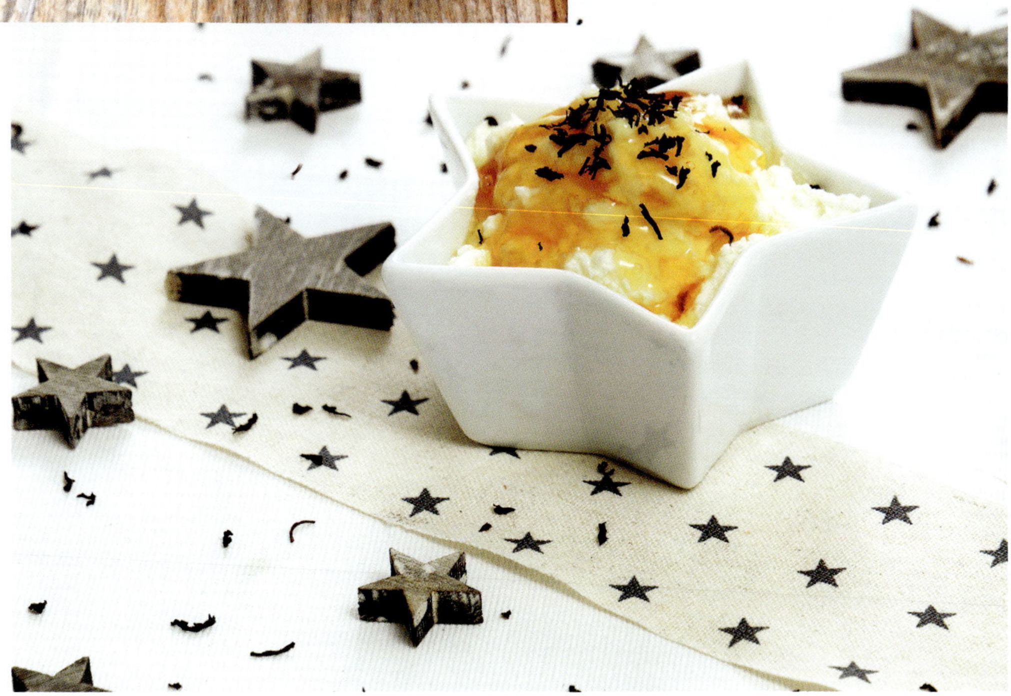

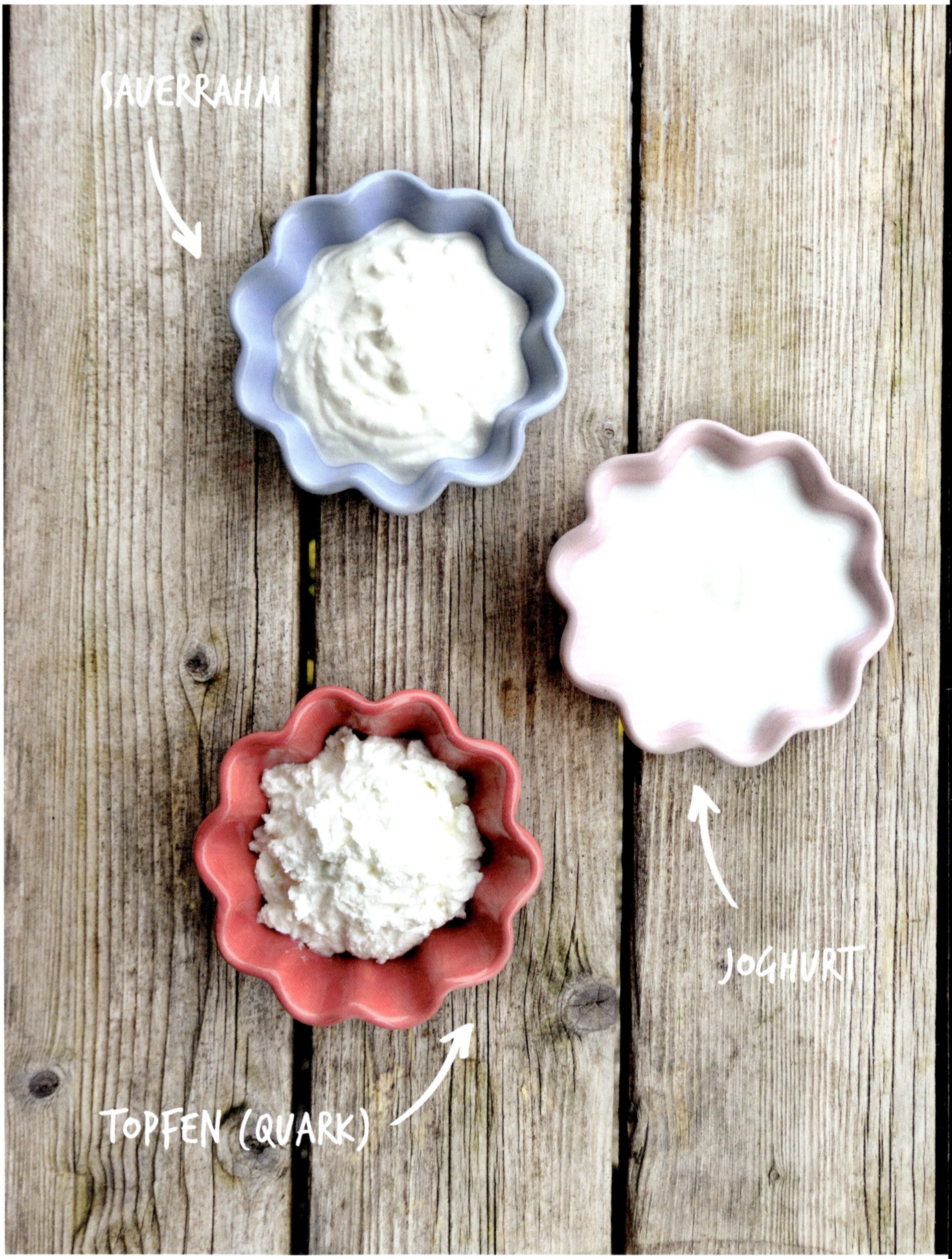
SAUERRAHM
JOGHURT
TOPFEN (QUARK)

Milchprodukte

Schon Cleopatra und unsere Kaiserin Sissi wussten um die hautpflegenden Eigenschaften von Milch und Milchprodukten. Beide badeten regelmäßig in Milch, um sich ihre jugendliche und frische Haut zu erhalten.

Wer sich seine Hautpflegeprodukte zwischendurch mal gerne schnell selbst zusammenrührt, findet in der Milchproduktabteilung eine große Auswahl an wohltuenden Zutaten: Sahne, Topfen (Quark), Joghurt, Buttermilch, Sauerrahm oder Crème fraîche sind wahre Jungbrunnen. Aber auch Molke/Molkepulver oder Kefir haben besondere hautpflegende Eigenschaften.

Milch, Sahne und Crème fraîche werden verstärkt eingesetzt, wenn ein beruhigender und rückfettender Effekt erwünscht ist. Buttermilch und Sauerrahm wirken gut bei unreiner Haut und wenn wir von „zu viel Glanz" geplagt werden. Außerdem kann man durch Buttermilch in Kombination mit anderen Lebensmitteln auch der Hornhaut an den Fersen zu Leibe rücken. Topfen (Quark) hat einen straffenden Effekt, der durch die Zugabe von Honig noch verstärkt wird. Für viele absolut ungewohnt und zugegebenermaßen gewöhnungsbedürftig ist die Hautreinigung mit Milchprodukten, wie Sauerrahm, Buttermilch oder Topfen (Quark). So ist ein Klecks Sauerrahm im Gesicht verteilt und mit lauwarmem Wasser gewaschen zwar eine sanfte Reinigung für die Haut, aber der Geruch, besonders am Morgen auf nüchternen Magen, ist schon eine kleine Herausforderung. Allerdings ist der Effekt nicht schlecht. Ich habe früher schon Sauerrahm zusammen mit anderen Zutaten in eine Maske gerührt, die Verwendung von purem Sauerrahm habe ich erst später im Rahmen eines Lehrgangs ausprobiert. Das Ergebnis hat mich überzeugt – nur mit dem Geruch tat ich mir morgens schwer. Eine Kurskollegin fand den Geruch gar nicht so übel und wurde ein Fan der Sauerrahm-pur-Methode.

Das Fett der Sahne ähnelt unseren Hautfetten und wirkt regenerierend und pflegend. Die Kombination aus den Fetten und Milcheiweiß ist schützend und beruhigend, die Haut sieht hinterher schön rosig und frisch aus.

Wer es nicht so intensiv milchig-säuerlich mag und dennoch nicht auf die wunderbare Wirkung verzichten möchte, rührt sich ganz einfach ab und zu eine Maske oder ein Peeling. Honig schafft bei Geruchsirritationen schnell Abhilfe und ist eine gute Ergänzung zu diesen Lebensmitteln.

FACTBOX

Da Milchprodukte sauer sind, wirken sie anregend auf unsere Zellen und machen einen frischen, strahlenden Teint, die Haut bekommt einen „Feuchtigkeitspolster", sie wird gestrafft und das Hautbild verfeinert.

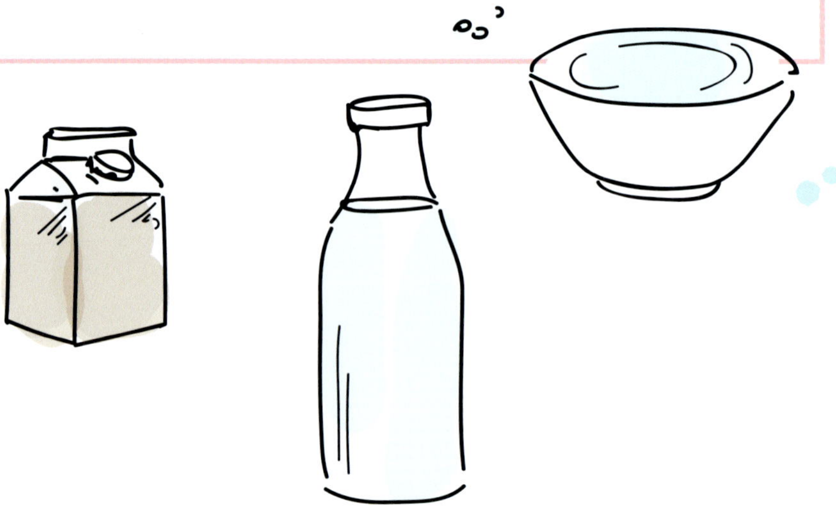

REZEPT

EINFACHE TOPFEN-HONIG-MASKE

- *3 EL Topfen (Quark)*
- *1 EL Bienenhonig*

Zubereitung/Anwendung

1. Topfen und Honig gut miteinander verrühren, auf Gesicht, Hals und Dekolleté auftragen und für 15–20 Minuten einwirken lassen.
2. Anschließend mit lauwarmem Wasser reinigen.

TIPP
Für eine reichhaltigere Pflege einfach noch 1 EL Sahne dazugeben.

→ INFO
Der Topfen (Quark) wirkt reinigend, spendet Feuchtigkeit und strafft. Der Honig unterstützt diese Wirkung ebenfalls mit seinen wertvollen Inhaltsstoffen. Besonders unreine Haut wird diese Maske mögen.

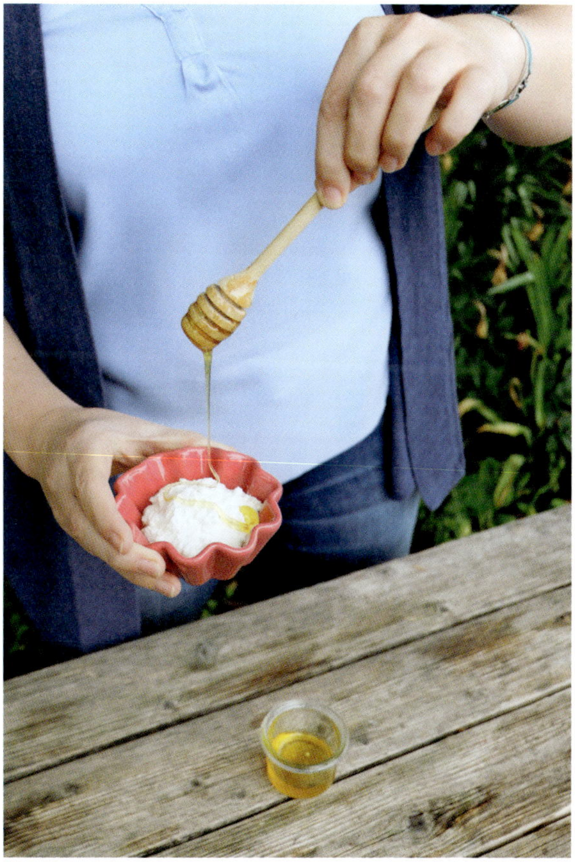

REZEPT

2 IN 1 – NACHTISCH FÜR DIE HAUT

MASKE

- 10 EL Topfen (Quark)
- 5 EL Früchte (Erdbeeren, Himbeeren, Apfel)
- 1 EL Honig

Zubereitung/Anwendung

1. Die zerdrückten Beeren bzw. den geraspelten Apfel mit dem Topfen und dem Honig cremig rühren.
2. Ca. 2–3 EL auf dem Gesicht verteilen und für 15 Minuten einwirken lassen. Danach mit lauwarmem Wasser reinigen.

Den Rest für den Nachtisch zur Seite geben oder eine Crêpe/ eine Palatschinke damit füllen!

REZEPT

SAUERRAHM-PEELING

MIT FRÜCHTEN UND MEHL

- 3 EL Sauerrahm
- 2 EL feines Mehl (Roggen, Weizen, Reis …)
- 1 EL geriebener Apfel oder ca. 3 Himbeeren (oder ein anderes freches Früchtchen aus dem Garten)

Zubereitung/Anwendung

1. Sauerrahm und Mehl gut miteinander vermengen. Zum Schluss den geriebenen Apfel/ die Beeren (zerdrückt) hinzufügen und auf die Haut auftragen.
2. Nach ca. 15 Minuten das Peeling noch leicht einmassieren und anschließend mit lauwarmem Wasser reinigen.

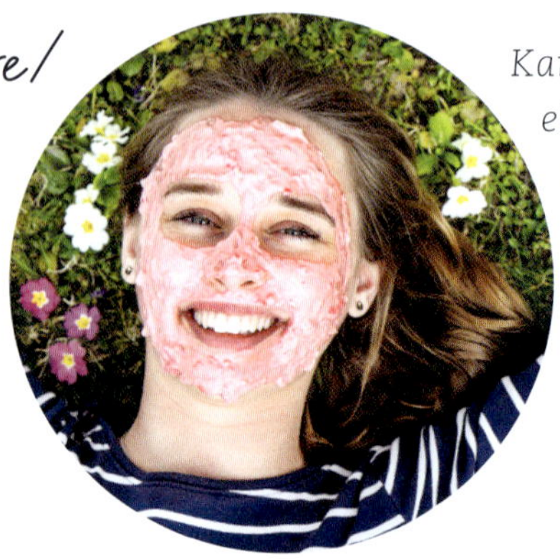

Kann auch nur als einfaches Peeling verwendet werden.

REZEPT

WALD-FUSSBAD

MIT FICHTENNADELSALZ

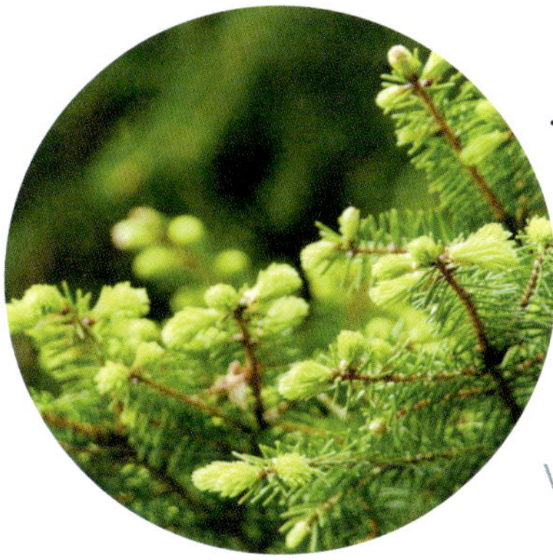

- *2–3 EL Salz*
- *½ EL Fichtennadeln*
- *¼ l Buttermilch*

→ TIPP

Dieses Fichtensalz kann man auch in ein Leinensäckchen oder eine Socke geben und damit ein Vollbad nehmen.

Zubereitung

1. Die Fichtennadeln klein schneiden und mit dem Salz vermischen. Noch intensiver wird das Fichtennadelsalz, wenn es in einem Mörser mit dem Salz verrieben wird.

Anwendung

Das Salz mit 1 l kochendem Wasser übergießen und ca. 10 Minuten stehen lassen, dann in die Fußbadewanne geben, mit Wasser und Buttermilch auffüllen, bis es eine angenehme Temperatur hat, 15–20 Minuten die Füße darin baden. Anschließend die Füße einölen und nachruhen.

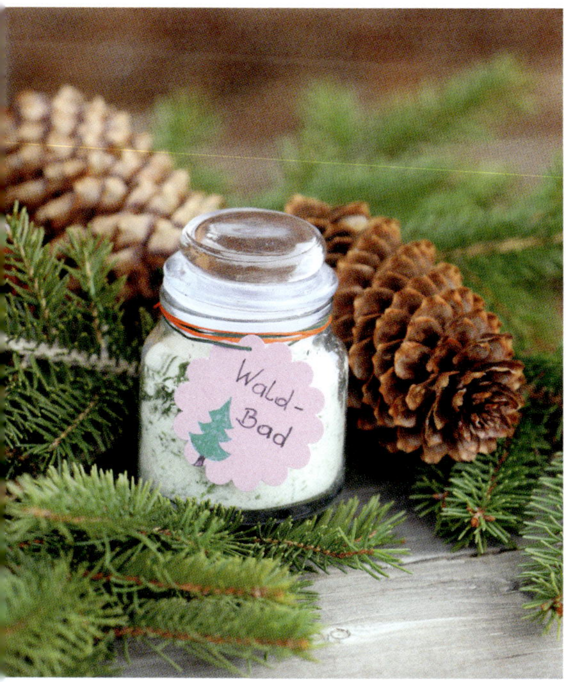

ZERO WASTE

Wer sich schon seit 5 Jahren nicht von der Schwarztee-Dose trennen konnte und nun den Küchenschrank entrümpelt: Einfach mit ins Fußbad mischen bzw. vorher einen intensiven Tee zubereiten. Oder mal öfter eine Augen- oder Gesichtskompresse mit dem Tee machen.

REZEPT

BUTTERMILCH-WONNE

IN DER FUSS-BADEWANNE

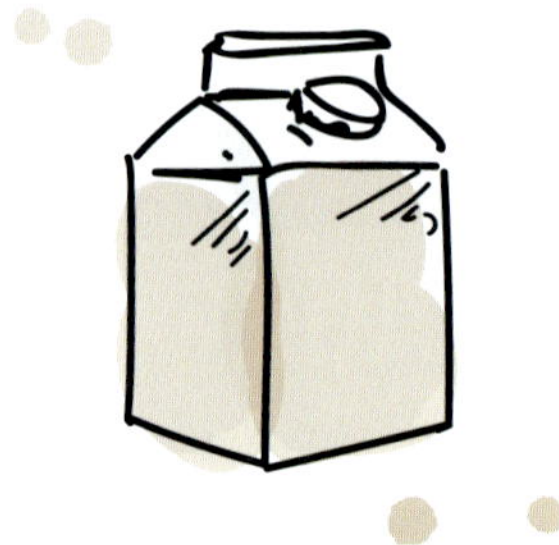

- ½ l Buttermilch
- 3 EL Sahne
- 2 EL Honig
- 2 Handvoll klein geschnittene Kräuter (Spitzwegerich, Gänseblümchen, Stiefmütterchen) oder 1 Handvoll getrocknete Kräuter

Zubereitung/Anwendung

1. Buttermilch, Sahne und Honig zusammen in eine Fußbadewanne geben und mit warmem Wasser auffüllen.
2. Die Kräuter aus dem Garten klein schneiden, in einen Teebeutel oder einen Seidenstrumpf geben und mit ins Fuß-Badewasser geben.
3. Wer ein bisschen mehr Zeit hat, macht aus den Kräutern einen Tee: mit 1 l kochendem Wasser übergießen und 10–15 Minuten ziehen lassen.

—> DAS FUSSBAD IST BESONDERS IN DER WARMEN JAHRESZEIT FÜR BARFUSS-FANS EINE WOHLTAT:

Es spendet Feuchtigkeit und ist rückfettend. Buttermilch hilft auch im Kampf gegen Hornhaut

—> ZUM VOLLBAD-ERLEBNIS WIRD DIE BUTTERMILCH-WONNE DURCH MOLKE:

Einfach noch 6 gehäufte EL Molkepulver dazugeben und ab in die Wanne!

—> DIESE PFLANZEN SIND ZUSÄTZLICH NOCH ANGENEHM IN DER BUTTERMILCH-WONNE:

Ringelblume, Zitronenmelisse, Lavendel, Thymian, Salbei, Giersch, Buchenblätter und, nicht unbedingt für den Abend geeignet, weil belebend, Rosmarin. Natürlich gibt es noch viele andere Pflanzen, die für geplagte Füße wohltuend sind!

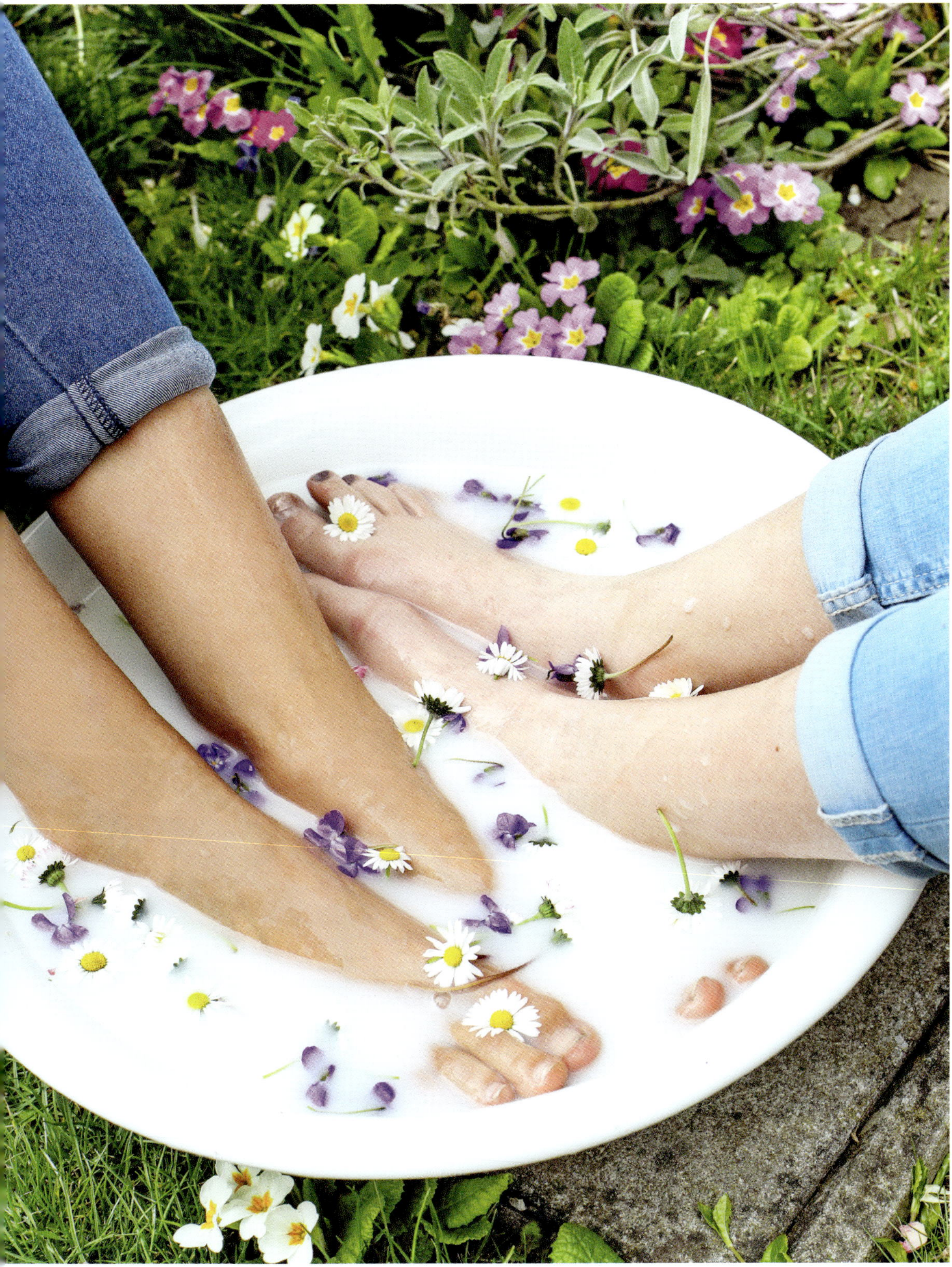

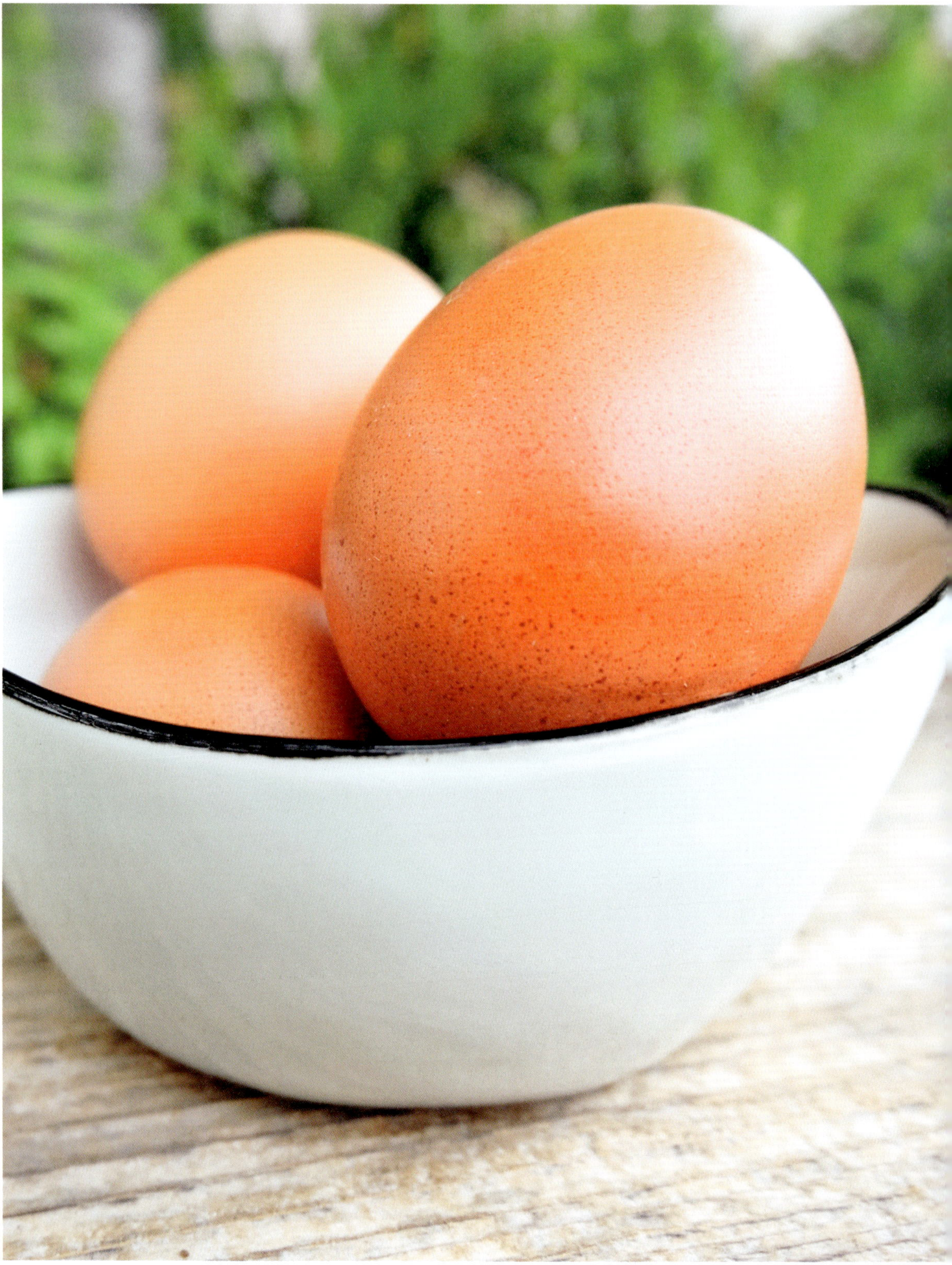

Eier

Viele kennen sie noch von früher: die Haarpackung mit Eiern. Doch Eier tun auch unserem Gesicht gut, weil sie prall gefüllt mit wunderbaren Inhaltsstoffen sind. Sie enthalten die fettlöslichen Vitamine A, D, E, K, mehrere B-Vitamine (u. a. Folsäure und Biotin) und die Aminosäure Zystein.

Zystein spielt unter anderem eine Rolle in der Lebensmittelherstellung (bspw. für Brot), in der Pharma- und auch in der Kosmetikindustrie. Es hat nicht nur eine positive Wirkung auf Haare, Haut und Bindegewebe, es beeinflusst sowohl unser Immunsystem als auch die Bildung von Knochen und Knorpeln. Für unsere Haut wirkt es ähnlich wie eine Schutzhülle gegenüber schädlichen UV-Strahlen.

Viele kennen Biotin aus Apotheke und Reformhaus in Kapselform: Es wird zur Unterstützung von Haut, Haaren und Nägeln eingenommen. Mittlerweile geht man davon aus, dass ein Biotin-Mangel eher selten vorkommt, weil wir es in der täglichen Nahrung ausreichend aufnehmen. Mehrere Quellen weisen darauf hin, dass Biotin nicht über die Haut aufgenommen wird. Dennoch: Auch ohne Biotin sind Eier richtige Kraftpakete. Sie lassen unsere Haare wie Seide glänzen und können auch unsere Haut in Kombination mit anderen Zutaten zum Strahlen bringen. Das folgende Rezept ist ein Klassiker unter den Ei-Rezepten – und vor allem für diejenigen, die in der Fastenzeit auf Alkohol verzichten, bestens geeignet: Hier wird das Bier nicht getrunken, sondern unters Ei gemischt, um mit seidig-glänzenden Haaren in den Frühling zu starten.

REZEPT

GOLDLÖCKCHEN

EIPACKUNG MIT BIER

- *2 Eigelb*
- *150 ml Bier*
- *Saft einer halben Zitrone oder 2 EL (Rosmarin-)Essig*
- *1–2 TL Honig*
- *Evtl. Essig mit Wasser (für die „Spülung danach“)*
- *Das restliche Eiweiß eignet sich hervorragend für eine reinigende Gesichtspackung.*

Zubereitung/Anwendung

1. Alles gut miteinander vermengen, auf die Haare auftragen, den Kopf mit einem Handtuch einwickeln und die Packung für 30 Minuten einwirken lassen. Anschließend warm ausspülen.
2. Besonders wenn die Haare strapaziert sind von Wind und Wetter, werden die Spitzen strohig. Diese Packung ist dann einfach herrlich!

VARIANTE

Wer es lieber alkoholfrei mag, kann das Bier bspw. durch einen Tee ersetzen: Je nach Tee fällt auch die Wirkung anders aus. Gerade für alle mit einem Blondschopf eignet sich Kamillentee, Menschen mit fettiger Kopfhaut verwenden oft Brennnesseltee. Auch Kräuter, wie Melisse, die verschiedenen Minze- und Salbeiarten oder Stiefmütterchen/Veilchen, sind eine gute Variante. Manche von ihnen warten rund ums Haus schon in den Startlöchern, also warum nicht eine Eipackung mit Spitzwegerich und Stiefmütterchen? (Ungespritzt, versteht sich.)

→ ESSIG-SPÜLUNG

Omas und Tanten wissen es einfach: Früher wurde die Haare nach dem Waschen oft noch mit Essigwasser gespült. Dazu ein Spritzer Essig in einen halben Liter Wasser und die Haare damit übergießen. Dann glänzen sie nicht nur, sondern sind auch seidig-weich.

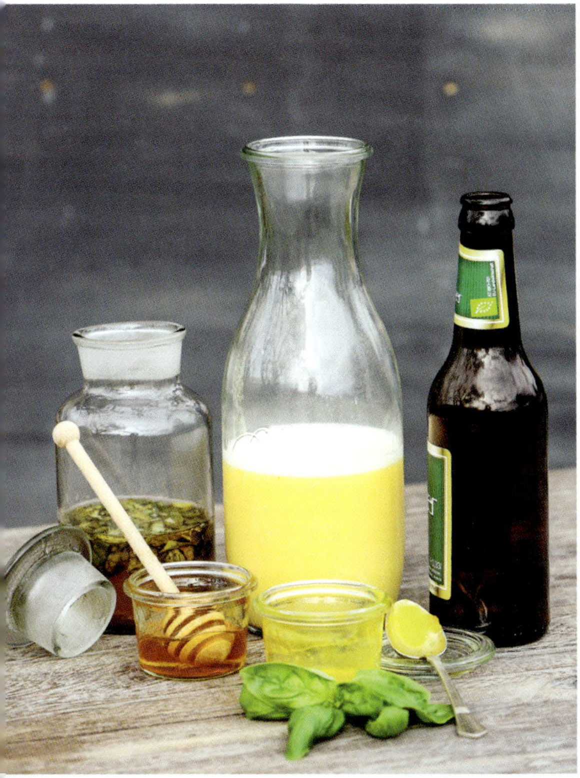

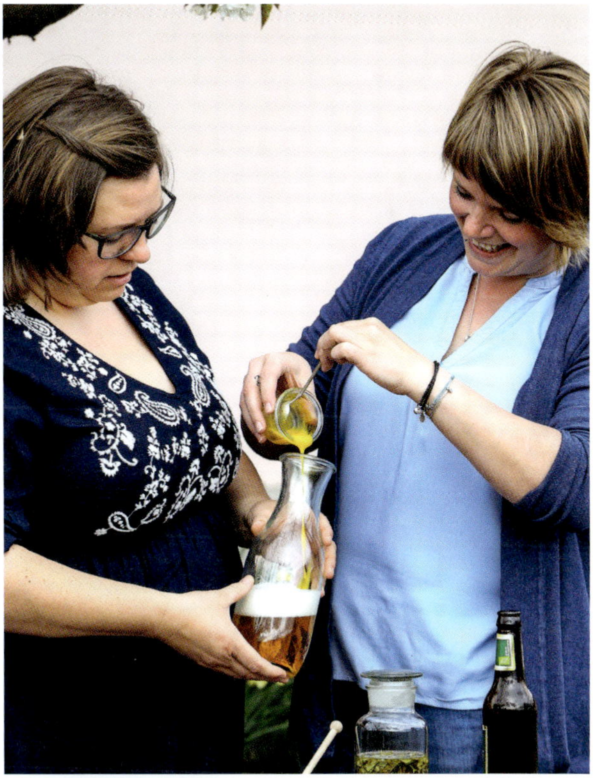

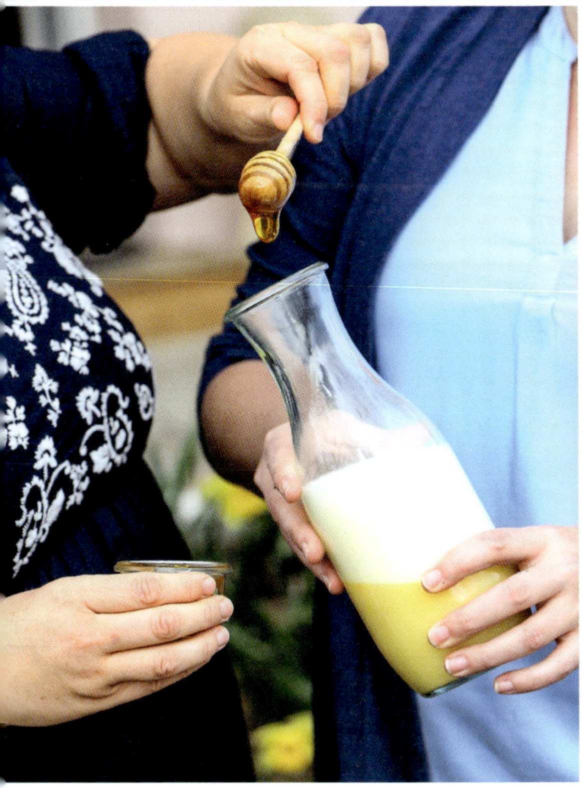

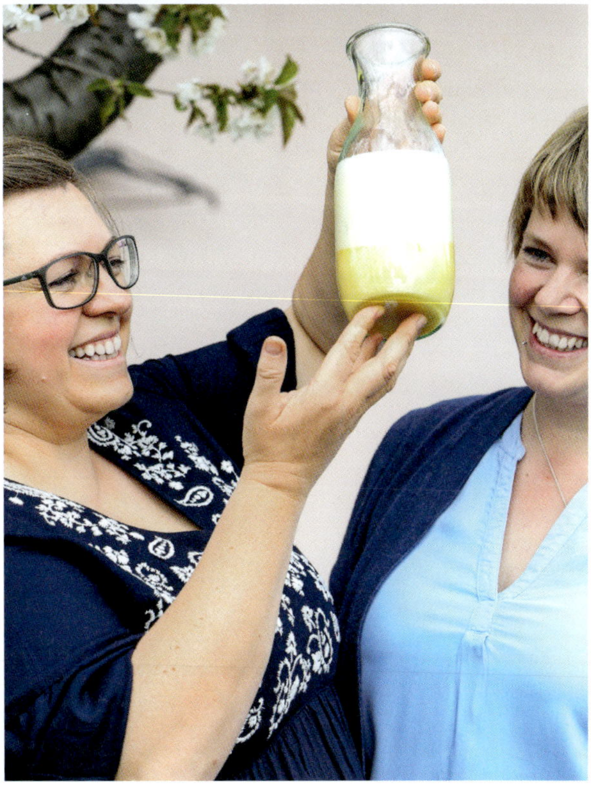

SCHNEEWEISSCHEN

EI-SAHNE-PACKUNG

- *2 Eiweiß*
- *2 EL ungeschlagene Sahne*
- *2 TL Honig*

Zubereitung/Anwendung

1. Das Eiweiß steif schlagen, die Sahne und den Honig vorsichtig unterheben.
2. Auf das Gesicht auftragen und 15–20 Minuten einwirken lassen. Danach das Gesicht lauwarm waschen und wie gewohnt pflegen.

→ TIPP

Wer mag, kann in diese Maske noch 2 TL Heilerde unterrühren. Besonders Menschen, deren Haut zu Unreinheiten neigt, schätzen Heilerde. Sie kann äußerlich als Packung für die Haut oder für die Haare verwendet werden. Allerdings sollte man beachten, dass sie neben ihrer reinigenden Wirkung auch austrocknend ist. Deshalb macht es Sinn, sie mit Zutaten wie bspw. Honig, Sahne oder ein paar Tropfen von einem guten Pflanzenöl zu kombinieren.

FACTBOX

WAS UNSERE GÄNGIGSTEN SALATÖLE SO ALLES KÖNNEN:

Olivenöl: Wirkt wärmend, sehr pflegend und regenerierend. Auch gut bei trockener und rissiger Haut (Nicht bei Neurodermitis).
Sonnenblumenöl: Gut für die Hautpflege und als Massageöl, hoher Vitamin-E-Gehalt; innerlich eingenommen: Zellerneuerung wird angeregt.
Rapsöl: Ein sehr pflegendes Öl, wirkt beruhigend und schützend, gut haltbar. Unterstützt auch bei Kindern die Hautfunktion.
Traubenkernöl: Wirkt positiv auf Kollagenbildung und Zellerneuerung (hautverjüngende Eigenschaften), strafft das Bindegewebe.

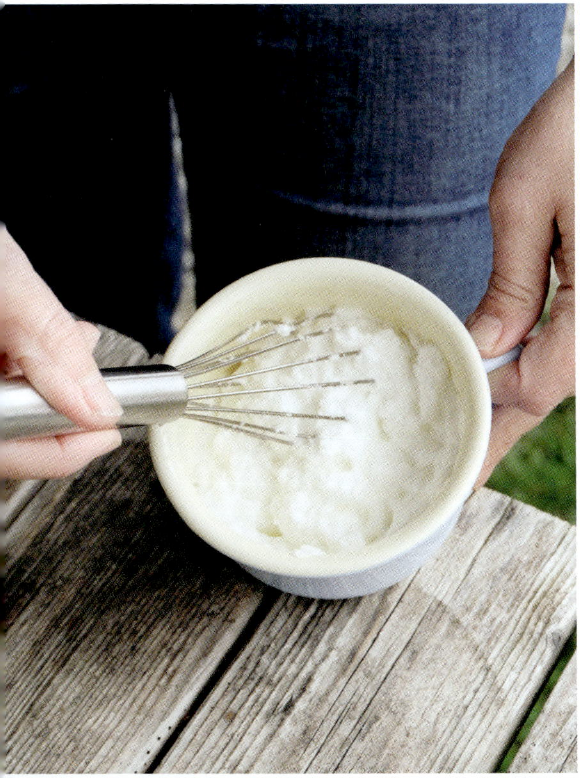
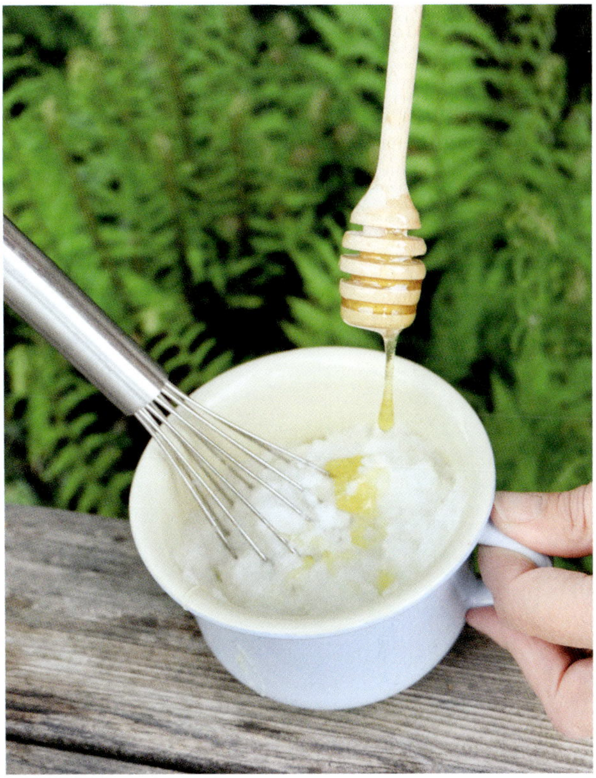
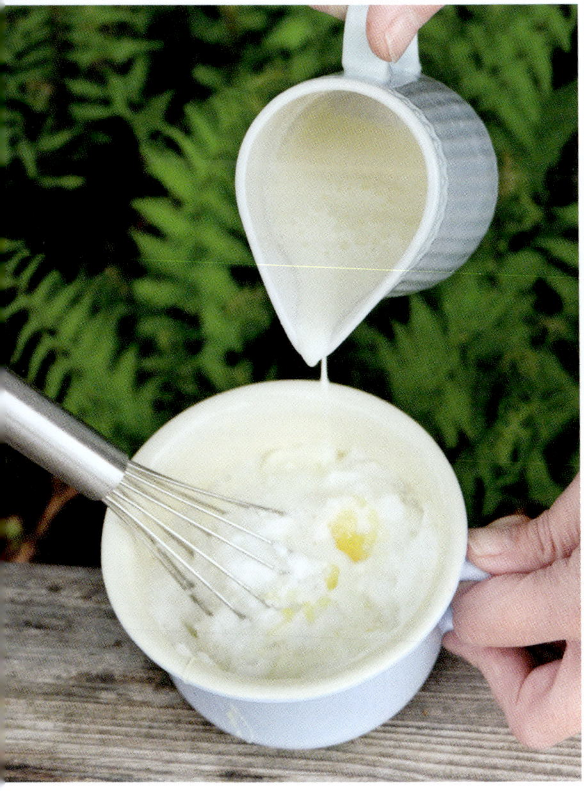
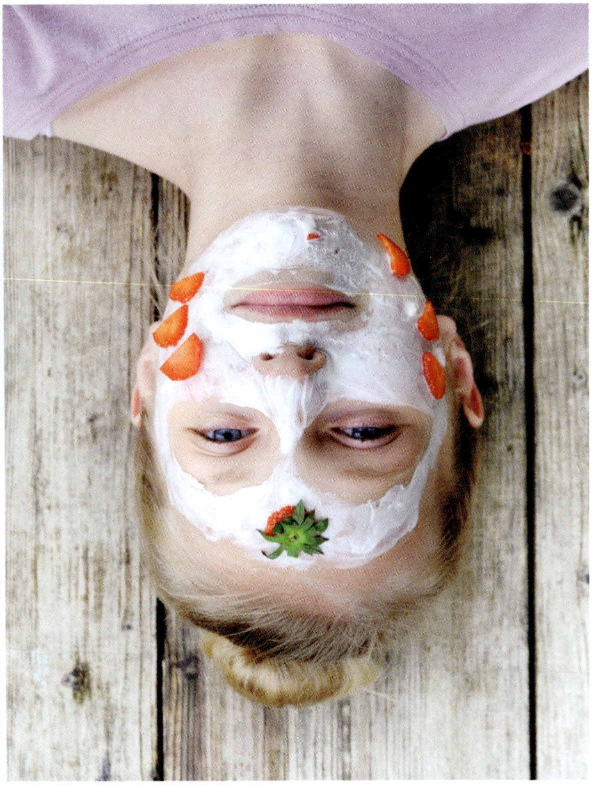

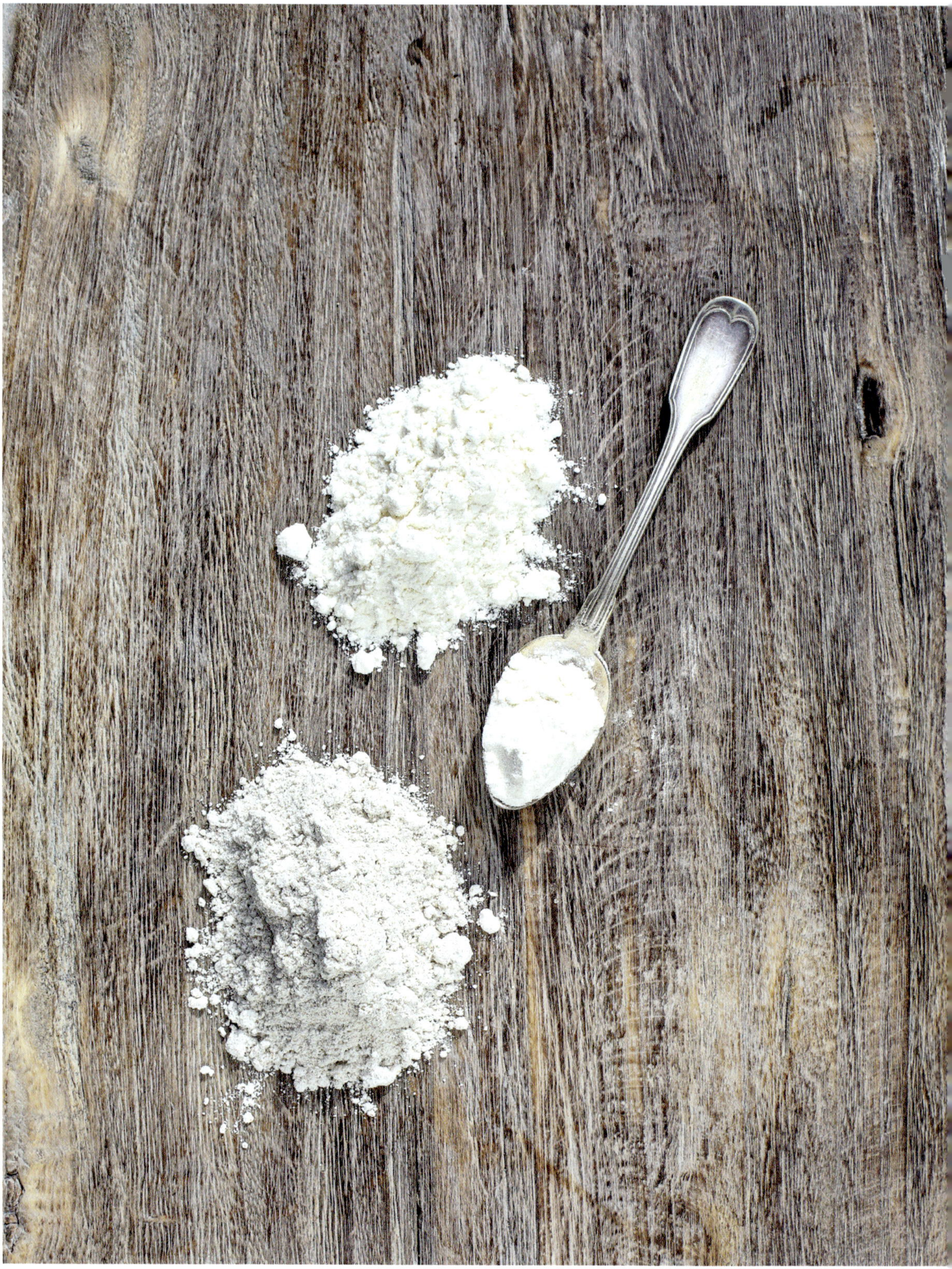

Mehl

Backe, backe Kuchen, der Bäcker hat gerufen … oder Warum schon die alten Römer in Mehl gebadet haben.

Backen ist wieder sehr in Mode: von Muffins über mehrstöckige Torten oder in Fondant eingekleidete Kunstwerke. Was dabei natürlich nicht fehlen darf, ist ein gutes Mehl. Egal ob ganz klassisch ein Weizenmehl oder Getreide, wie Dinkel, Roggen oder Hafer, die Vielfalt ist groß. Auch immer mehr exotische Mehle finden den Weg ins Verkaufsregal, dennoch betrachte ich Getreide, das in unseren Breiten wächst, einfach als wunderbar für die Hautpflege. Außerdem ist mir aufgefallen – weil ich öfter Neues ausprobiere – dass ich regionale Mehle besser vertrage, vor allem im Gesicht. Ich höre schon die Stimmen, die sagen: „Das ist ja klar. Heimisch verträgt Frau immer besser.“ Manchmal ist es einfach wichtig, offen zu sein für Neues – und da gehören Feldversuche dazu.

Bereits die alten Römer verwendeten verschiedene Mehle in der Hautpflege und in der ayurvedischen Medizin, der TCM oder auch in der Mongolei sind sie fixer Bestandteil der praktischen Heilkunde. Angeblich hat sich Kaiserin Poppaea Sabina, 1. Jahrhundert n. Chr., mit Mehl, Honig und Milch eine Maske ins Gesicht getan, um ihre Falten zu mildern. Auch in der Traditionellen Europäischen Medizin wurde mit Mehlen und Pulvern gearbeitet, je nach Konstitutionstyp wurde die Haut mit unterschiedlichen Zutaten gepflegt.

Viele wissen gar nicht, wie wohltuend, pflegend und hautberuhigend beispielsweise ein Mehlbad mit Roggen sein kann. Neben Bädern verwende ich dieses Mehl auch gerne für Masken oder Peelings. Eine der bekanntesten Anwendungen stammt aus der „No-Poo-Bewegung“: Hier wird auf konventionelles Shampoo verzichtet. Die Anwender dieser Variante verwenden sehr oft Roggenmehl als Alternative. Andere Waschmittel sind Haarseifen oder selbst hergestellte Flüssigshampoos aus Seife. Und die Konsequentesten unter ihnen verschreiben sich der „Water only“-Methode – das Haar wird dabei nur mit Wasser gewaschen und regelmäßig gebürstet. Es benötigt allerdings eine etwas längere Übergangszeit, bis Haare und Kopfhaut umgestellt sind, die Rede ist von mehreren Wochen bis Monaten. Wer im weltweiten Netz sucht, bekommt ausreichend Videos von Selbstversuchen der „Nur Wasser“-Methode zu sehen und kann sich dort eine Anregung holen, diese Variante von „No Poo“ vielleicht im Selbstversuch zu testen.

FACTBOX

Immer mehr Menschen versuchen Plastik im Alltag zu vermeiden. Beliebt ist dabei auch der Umstieg von Shampoo-Flaschen auf Shampoo-Stückseife. Diese enthalten sehr oft den Inhaltsstoff SLS (Natriumlaurylsulfat/engl. Sodium Lauryl Sulfate) oder ähnl. Substanzen. Sie stehen im Verdacht gesundheitsschädlich zu sein. Sie sind gute Fettlöser und „günstig“ in der Produktion, hergestellt werden sie bspw. aus Palmöl oder Erdöl. Da die KonsumentInnen aber immer kritischer gegenüber diesen Inhaltsstoffen werden, versuchen auch große Konzerne nun alternative Substanzen zu finden. Alternativen dazu sind Zucker- und Kokostenside, sie schäumen weniger und schonen die Umwelt. Deshalb: Wenn schon Stückseife, dann ohne Schaumwunder!

Die verschiedenen Mehle wirken basisch und haben wertvolle Inhaltsstoffe, die auch unserer Haut guttun, wie beispielsweise B-Vitamine, Stärke oder Spurenelemente. So sind Letztere, wie Kalzium, Kalium und Magnesium, hilfreich, wenn es um den Feuchtigkeitshaushalt unserer Haut geht. Wenden wir Mehle regelmäßig an, helfen sie unserer Haut, sich zu regenerieren und zu entgiften, sie sieht frisch und strahlend aus. Besonders wenn wir sie mit wertvollen Zutaten, wie Honig, Hafer oder Topfen (Quark), kombinieren, können sie einen wertvollen Beitrag für eine schöne und gesunde Haut leisten. Wie bei anderen Lebensmitteln ist es auch hier wichtig, auf eine gute Qualität zu achten.

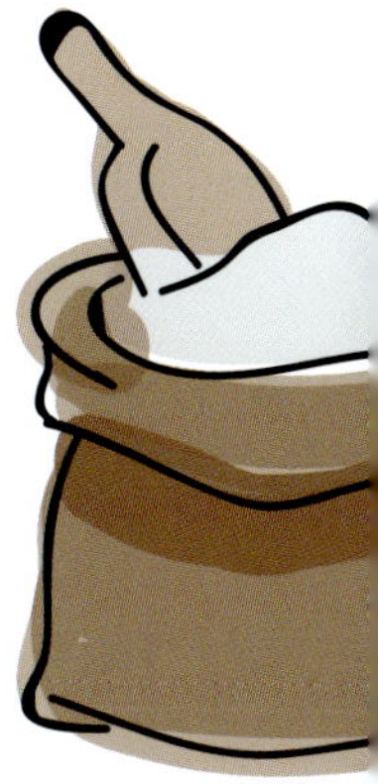

Und wie fast überall gehört auch in ein Mehlbad eine Handvoll gute Kräuter – frisch oder getrocknet –, was gerade vorrätig ist. Wer gerne einen feinen Duft in der Wanne haben möchte, kann sich gut mit Lavendel, Rose, Melisse oder Rosmarin behelfen. Je nachdem können auch verschiedene Rinden (bspw. Eiche, Buche) oder Kräuter, wie Giersch, Gänseblümchen, Stiefmütterchen/Veilchen oder Spitzwegerich, verwendet werden.

ZERO WASTE

Was Männer und Installateure nicht so gerne mögen, sind verstopfte Abflüsse – deshalb – und dem Hausfrieden zuliebe – empfehle ich, bei Mehlbädern auf alte Seidenstrümpfe oder Socken und löchrige Strumpfhosen zurückzugreifen. Je nach Länge schneide ich die Teile in Stücke und mache einen Knoten rein oder binde die Enden mit einem Haargummi zusammen. Die noblere Variante sind natürlich Baumwoll- oder Leinensäckchen, genauso tut es auch ein Geschirrtuch.

REZEPT

LILA HAUT-SCHMEICHELEI

MEHLBAD MIT LAVENDELBLÜTEN

- *6 EL Mehl*
- *1 EL Lavendelblüten*
- *3 EL klein geschnittene Gänseblümchen*
- *1 Baumwollsäckchen oder 1 Seidenstrumpf/Strumpfhose*

Zubereitung/Anwendung

1. Mehl, Lavendelblüten und Gänseblümchen gut miteinander vermischen, in das Baumwollsäckchen füllen und in die Badewanne geben oder an den Wasserhahn hängen. Beim Reinlegen in die Wanne das Mehlsäckchen einfach ein paarmal gut ausdrücken. (Es eignet sich auch sehr gut, um sich die Arme und Beine in der Wanne damit sanft abzureiben.)

→ FÜR ALLE, DIE LAVENDEL NICHT BESONDERS GUT RIECHEN KÖNNEN:

Sämtliche andere, frische oder getrocknete Schätze aus dem Garten sind hier ebenfalls geeignet: Stiefmütterchen, Thymian, Malvenblüten oder Dost/Oregano.
Je nach Jahreszeit mögen wir unterschiedliche Düfte mehr oder weniger. Beispielsweise zur Weihnachtszeit eignen sich auch Gewürze, wie Zimt, Nelken oder Sternanis, sehr gut für ein wohltuendes, wärmendes Bad.

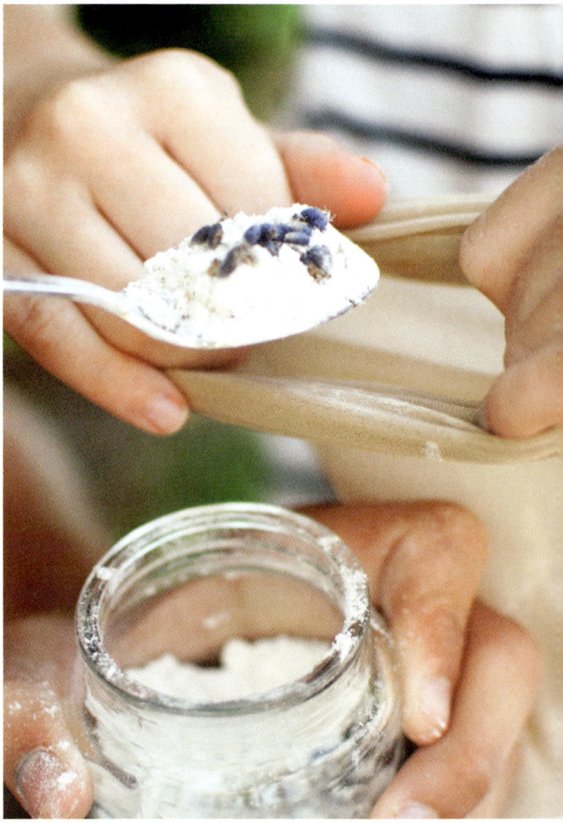

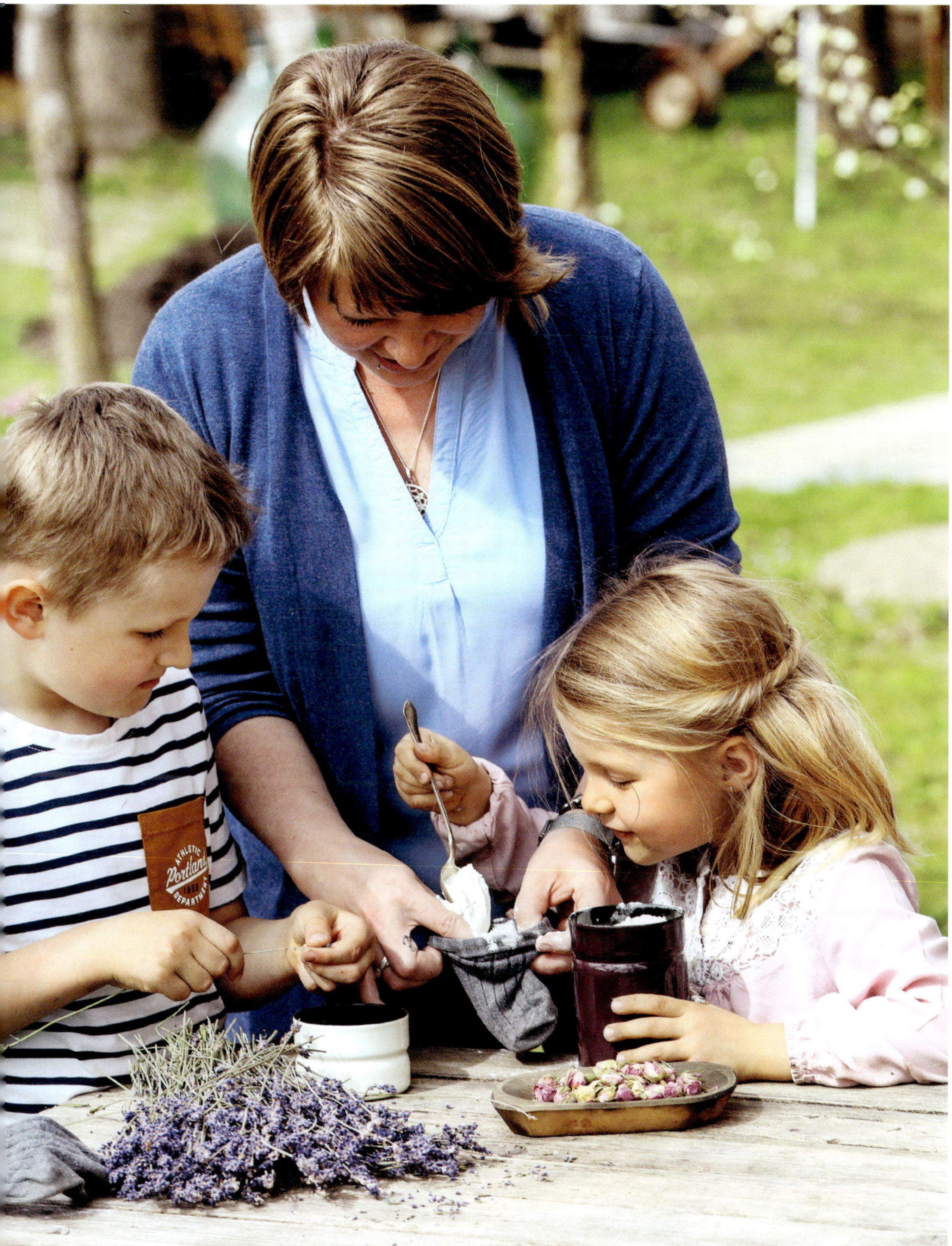
ATHLETIC
Portland
DEPARTMENT

REZEPT

EINMAL FALTENFREI, BITTE!

PEELING/MASKE

- *2 EL Mehl*
- *2 EL Honig*
- *1 Eiweiß*

Zubereitung/Anwendung

1. Zuerst das Mehl mit dem Honig vermengen.
2. Das Eiweiß steif schlagen und dann alles miteinander vermengen.
3. Anschließend auf das Gesicht auftragen und mit sanft kreisenden Bewegungen im Gesicht verteilen.
4. Wer Zeit hat, lässt das Peeling 10 Minuten einwirken.

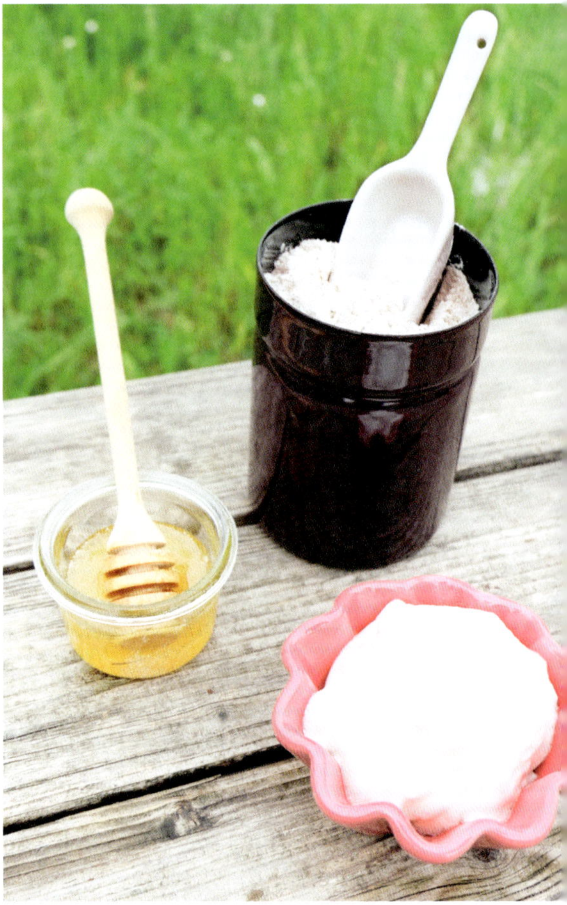

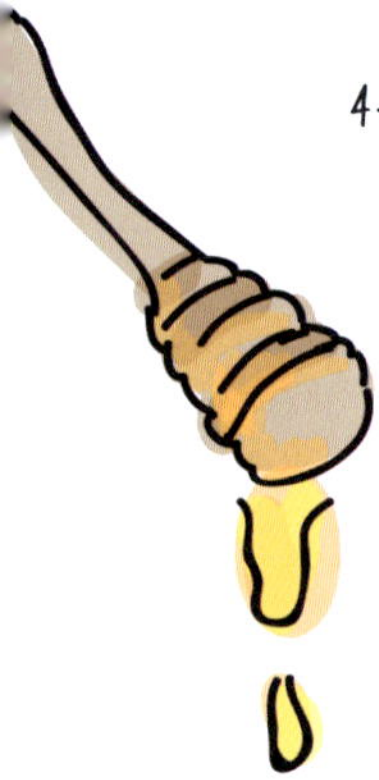

→ INFO

Die Zutaten dieser Maske wirken beruhigend, straffend und reinigend. Das Eiweiß ist gerade bei fettiger Stirn und Nase ganz praktisch, weil es den Glanz nimmt. Wer mag, kann noch 1 TL Kakao hinzugeben, er wirkt ebenso wie Honig straffend. Für alle, die es gerne reichhaltiger mögen: statt dem Eiweiß das Eigelb verwenden!

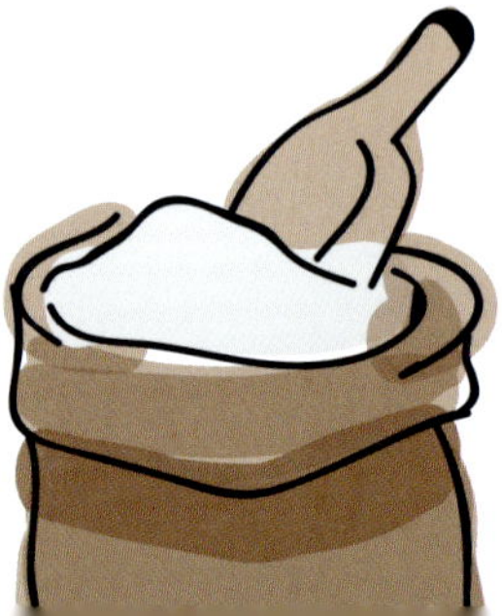

REZEPT

OHNE SCHNICK-SCHNACK: MEHL PUR

RÖMERBAD

- *4 EL Roggenmehl*
- *1 Stoffsäckchen*

Zubereitung/Anwendung

1. **Für alle, die keine Badewanne haben oder einfach Wannenmuffel sind:** Mehl ins Beutelchen geben, kurz unter der Dusche gut nass machen und dann wie mit einem Waschhandschuh den Körper damit abreiben.

→ INFO

Entfernt so auch noch abgestorbene Hautschüppchen und pflegt gleichzeitig. Danach ist ein Trockenreiben mit dem Handtuch nicht notwendig – abtupfen genügt.

FACTBOX

Besonders in der kalten Winterzeit ist die Haut schnell schuppig und trocken – so ein Mehlbad ist eine wunderbare Hilfe, damit die Umstellung auf die kalte Winterzeit ein wenig leichter fällt. Und auch hier sind der Fantasie keine Grenzen gesetzt: Wer mag, kann das Bad noch mit einem Spritzer Sahne oder 2 Esslöffeln Honig verfeinern. Oder auch die Apfelschalen von der letzten Apfelmus-Produktion – egal ob frisch oder getrocknet – können wunderbar mit einer Zimtstange ins Mehlsäckle mit eingepackt werden – quasi Vitamine für die Haut …

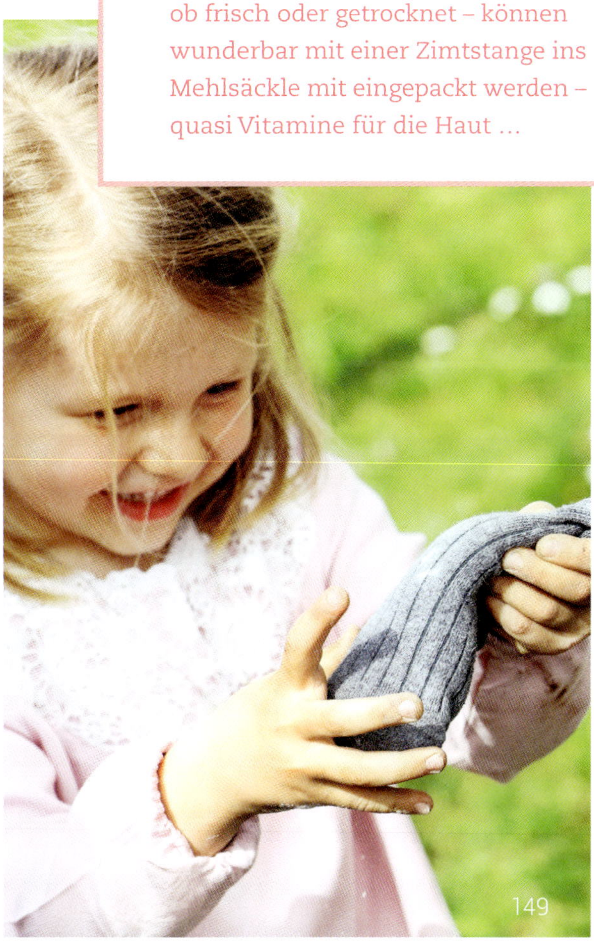

REZEPT

BERRY-KISS

REINIGUNG/MASKE/PEELING

- *2 EL Beeren aus dem Garten oder vom Wandertag (Himbeeren, Schwarze Johannisbeeren, Heidelbeeren)*
- *2 EL Kakaopulver oder geriebene Schokolade (mind. 75 % Kakaoanteil)*
- *1 TL Honig*
- *1 EL Roggenmehl*
- *1 Glastiegel*

Für BeerenliebhaberInnen, Wandersfrauen und Wandersmänner, denen es nie genug Pflege sein kann!

→ INFO

Diese Mischung ist im Kühlschrank ein paar Tage haltbar und kann morgens auch als Reinigung verwendet werden.

Zubereitung/Anwendung

1. Die Beeren zerdrücken, Mehl und Kakao dazugeben, gut verrühren und am Schluss noch den Honig untermischen.
2. Die Maske auftragen und 15 Minuten einwirken lassen.
3. Wer noch einen Peeling-Effekt haben möchte, kann kurz vor dem Abreinigen die Maske nochmals in sanften, kreisenden Bewegungen einmassieren und dann mit lauwarmem Wasser abwaschen. Der Peeling-Effekt entsteht durch das Mehl – und je nach Früchteauswahl auch durch die Beeren.

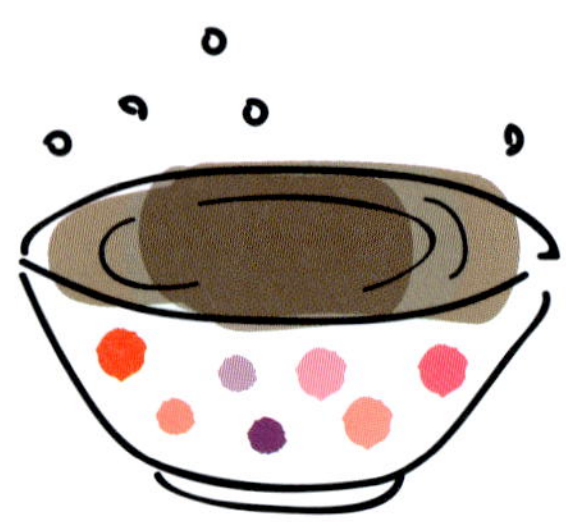

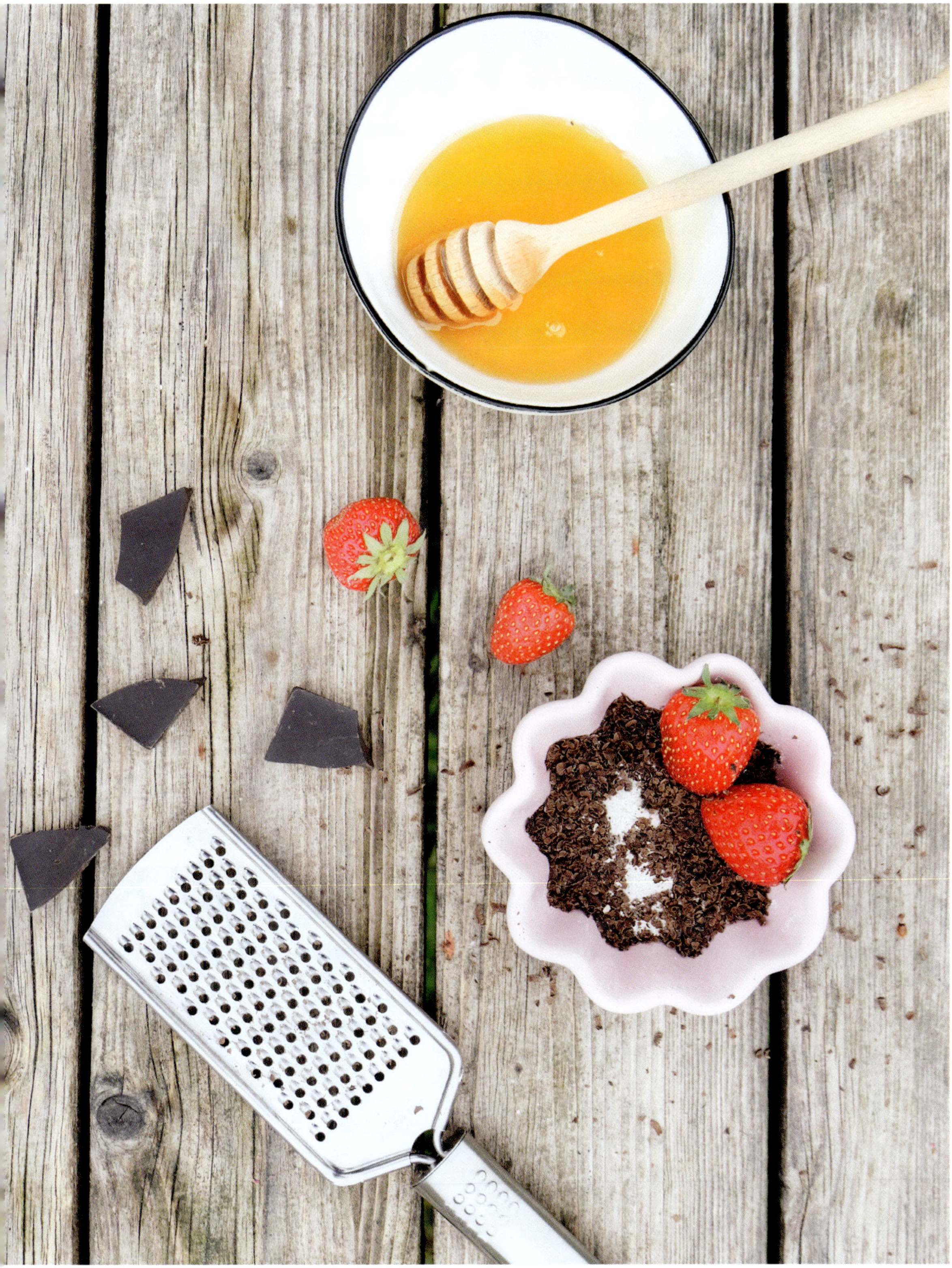

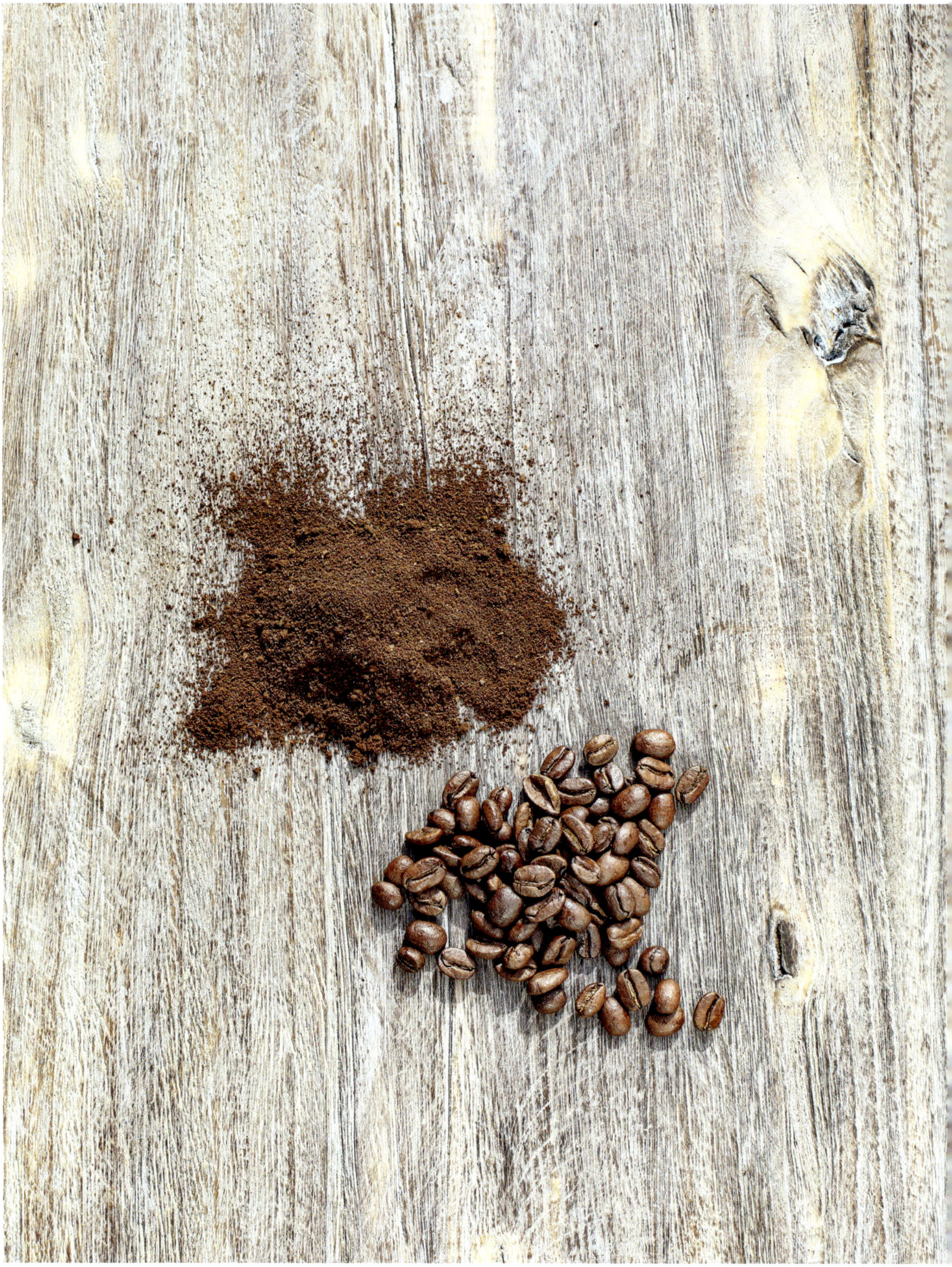

Kaffee

Jeder kennt Kaffee – und entweder man mag ihn – oder nicht.

Gerade im Frühling hat der Arme immer ein hartes Los: Wenn die ganzen Frühjahrskuren losgehen und auf Teufel komm raus entschlackt wird, fällt er dem Basenhaushalt zum Opfer. Mittlerweile gehören Kaffeemaschinen zum Haushalt wie Staubsauger und Besen, die Gerätevielfalt ist riesig und abgesehen davon, dass wir nicht mehr einfach nur Kaffee mit oder ohne Zucker trinken, kommt es auch ganz auf die Marke an, welche Philosophie man vertritt.

STELLEN WIR UNS VOR:

Der Frühling nimmt langsam Fahrt auf – die Frühjahrsmüdigkeit macht uns etwas zu schaffen – gleichzeitig kommt der „Sport- und Eincreme-Stress“ – schließlich wollen wir eine wunderschöne und glatte Haut haben. Für alle, die gerne Kaffee trinken, gibt es an dieser Stelle gute Neuigkeiten: Der Kaffeesatz eignet sich hervorragend für ein morgendliches Peeling. Zitrone und Kaffee sind anregend für unsere Haut und für unseren Geist! (Besonders für die, die sich am Morgen etwas schwerer tun beim Aufstehen ...)

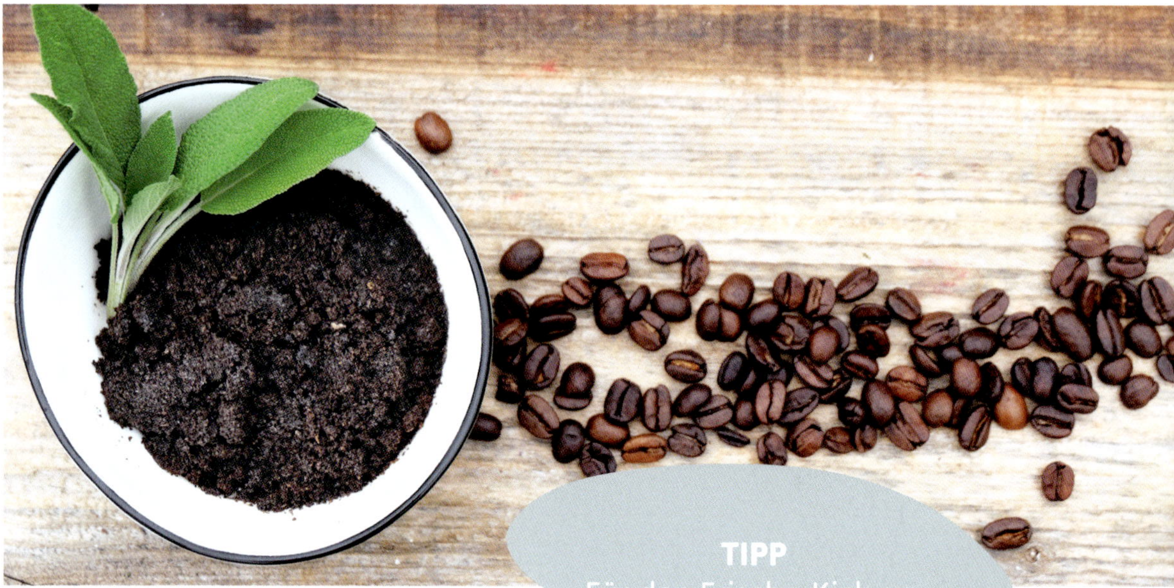

TIPP
Für den Frische-Kick am Morgen sorgt ein Spritzer Zitronensaft oder ein paar gehackte Minzblätter.

REZEPT

KAFFEE PUR

- *1 TL Kaffeesatz*

Zubereitung/Anwendung

1. Ganz einfach den Kaffeesatz sanft zwischen den Händen verreiben oder die Fersen damit bearbeiten.
2. Das ist die unkomplizierteste Variante, Hände oder Füße zu peelen. Vor allem auch hilfreich nach Schnippelarbeiten in der Küche, die Knoblauch oder Zwiebeln enthalten haben, denn Kaffee bindet Gerüche.

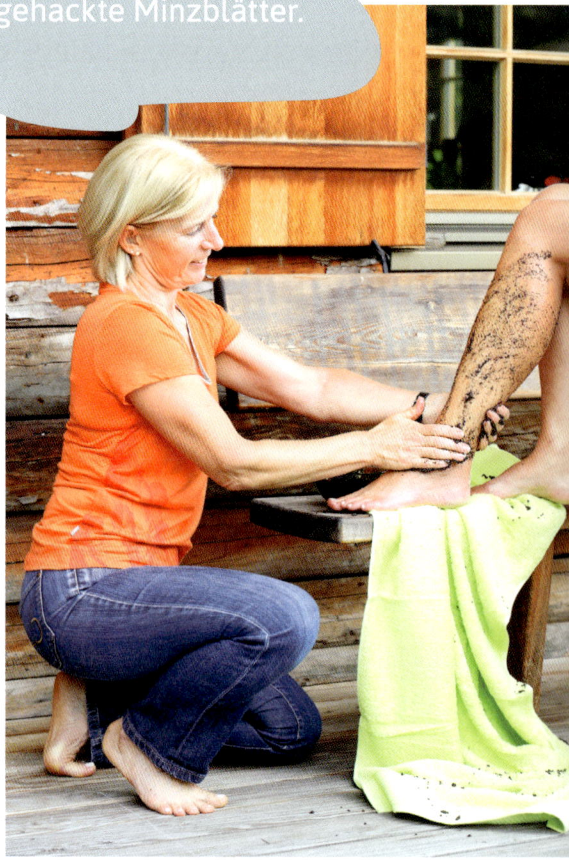

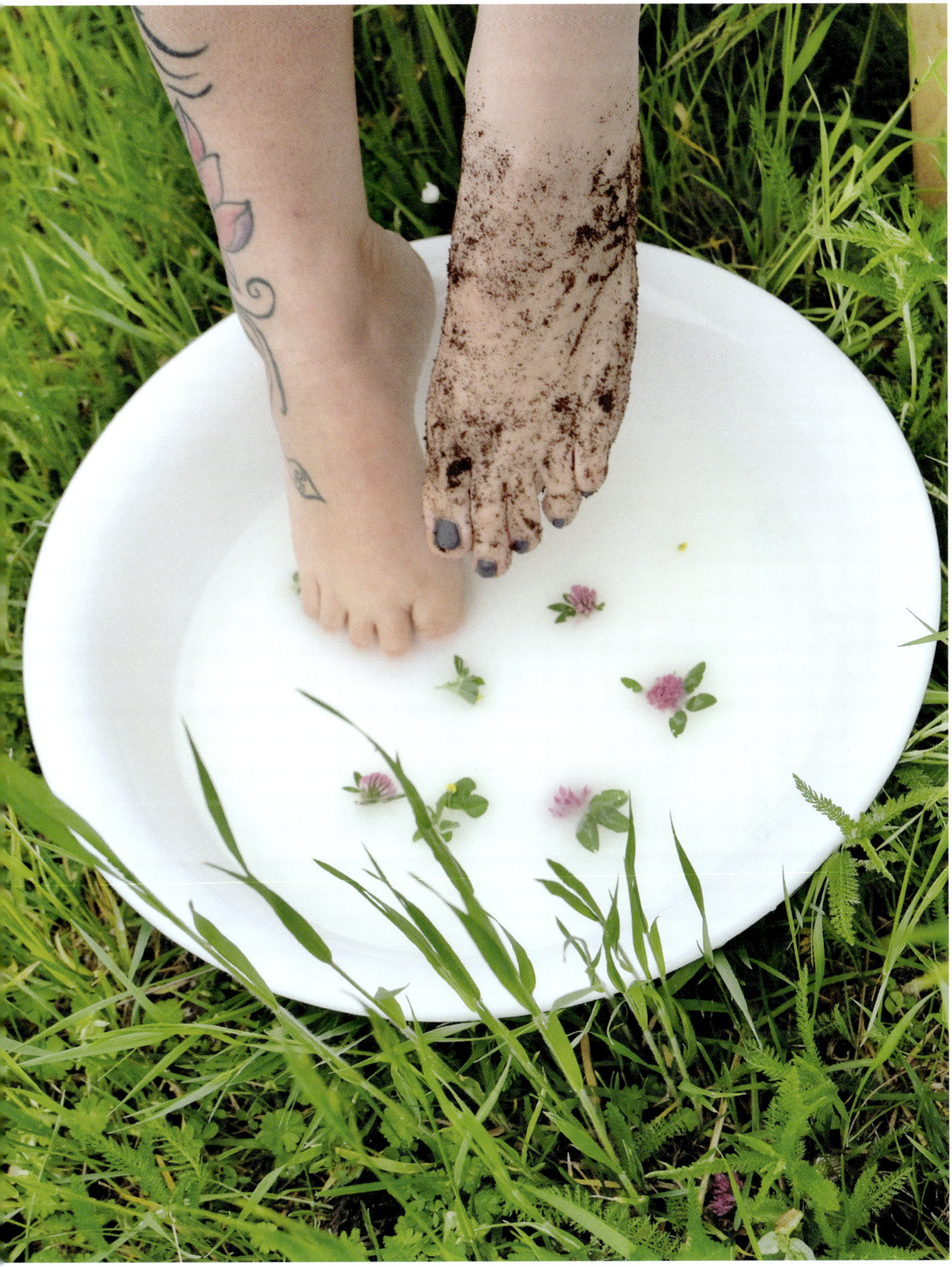

REZEPT

SCHNELL! UFSTOH!

COFFEE SCRUB – FÜR DIE PURISTISCHE

- *3 EL Kaffeesatz aus der Kaffeemaschine oder 2 gebrauchte Kaffeepads*
- *ca. 3 EL Öl (Sonnenblumen-, Oliven-, Mandelöl …)*

Zubereitung/Anwendung

1. Beide Zutaten miteinander vermischen und direkt unter der Dusche anwenden.
2. Wer Übung mit ätherischen Ölen hat, kann für die Morgendusche beispielsweise noch Rosmarin hinzugeben. Auch Zitrusdüfte sind in der Früh sehr erfrischend.
3. Nach so einem morgendlichen Peeling ist nicht nur die Haut wach, sondern auch unser Geist! Für den Abend würde ich auf ein Peeling mit Kaffee eher verzichten. Außer man gehört zu den „abgebrühten KoffeinistInnen", die wirklich rund um die Uhr das schwarze Gebräu trinken können.

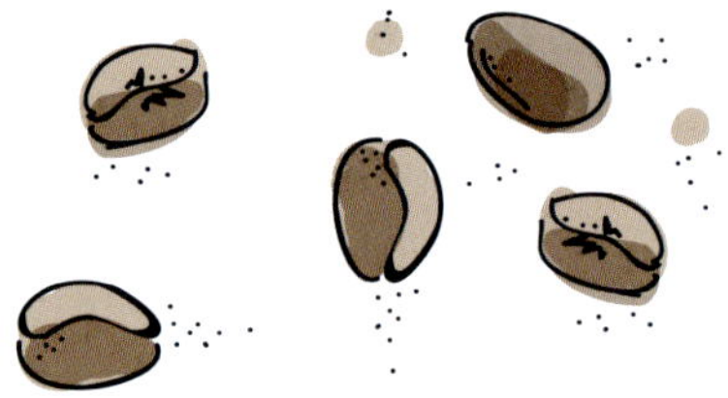

FACTBOX

„Ufstoh" ist ein Vorarlberg Dialektwort und bedeutet „Aufstehen". Es wird mit einer gewissen „Dringlichkeit" verbunden.

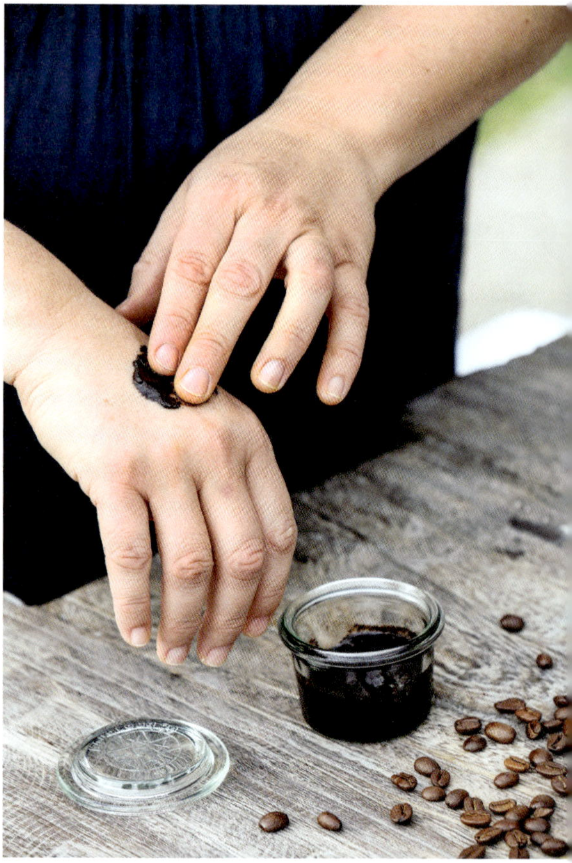

ZERO WASTE

Der Coffee Scrub für die Puristische funktioniert nach dem Motto „Wiederverwenden-statt-Wegwerfen“. Das nächste Rezept ist für jene, bei denen es am Morgen auch schnell gehen muss, die aber zwischendurch mal Lust haben, zu rühren und zu experimentieren – quasi „Ufstoh“ auf Vorrat.

REZEPT

UFSTOH!

COFFEE SCRUB – FÜR DIE ROMANTISCHE

- *Zutaten wie Rezept „Schnell! Ufstoh!“*
- *2 EL feine, zu Pulver verriebene Kräuter*

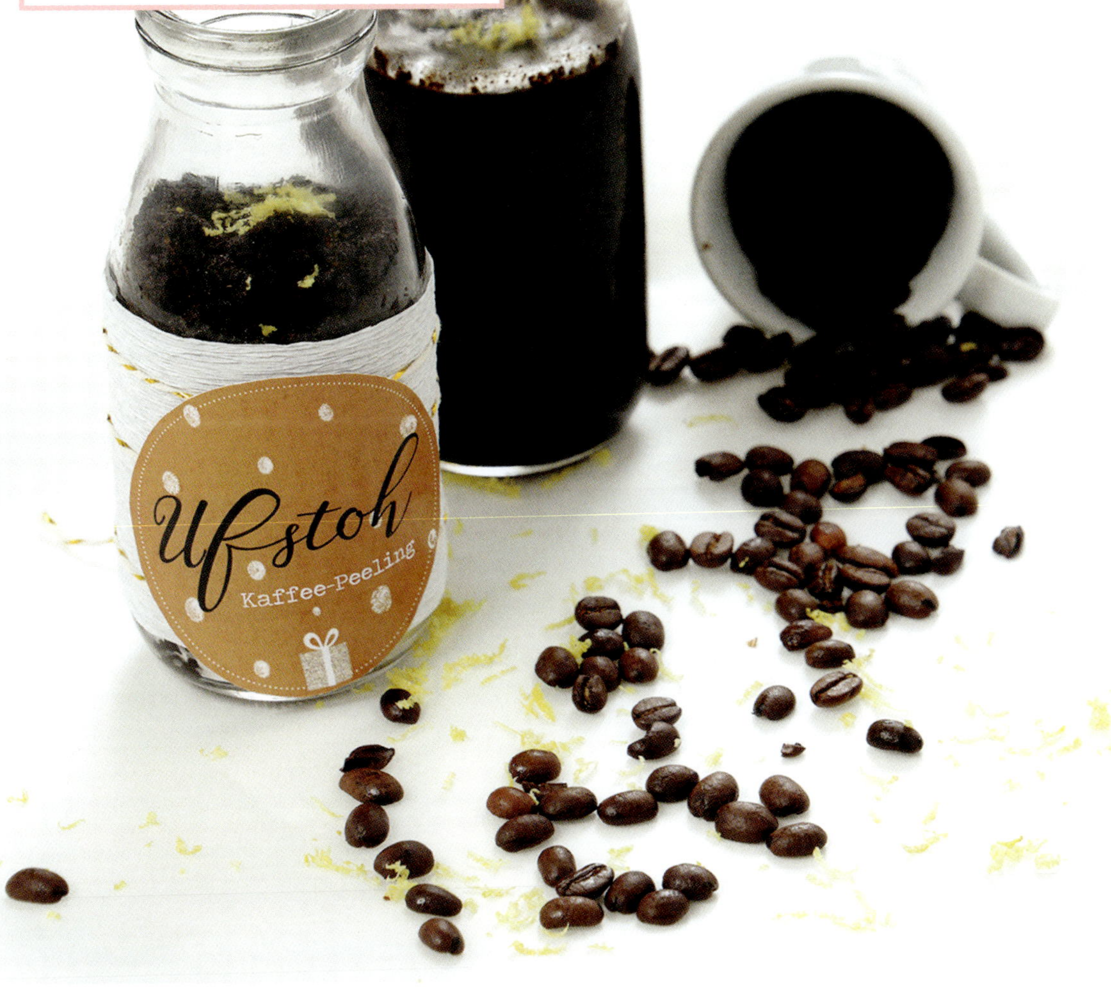

REZEPT

GOOD MORNING, SUNSHINE!

AUGENÖL FÜR MÜDE AUGEN

- *2–3 EL Kaffeebohnen oder 2 EL Kaffeepulver (frisch)*
- *50 ml Öl*

Ölauswahl: Hier ist wichtig, dass das Öl auf niedriger bis mittlerer Stufe erhitzt werden kann. Rapsöl oder Erdnussöl sind hier beispielsweise eine Möglichkeit. Natürlich können auch Sonnenblumen-, Distel- und Olivenöl verwendet werden. Jojobaöl ist hervorragend geeignet, aber nicht jeder hat dieses schon etwas teurere Öl zu Hause.

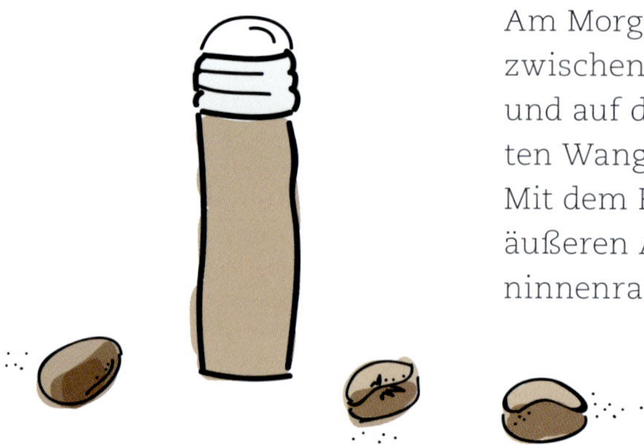

Zubereitung

1. Die zerkleinerten Kaffeebohnen/das Kaffeepulver mit dem Öl in einen Topf geben und auf kleiner bis mittlerer Stufe für 30 Minuten ziehen lassen.
2. Den Topf vom Herd nehmen und nochmals für 30 Minuten nachziehen lassen, danach durch einen Kaffee-/Teefilter oder ein Stück dichten Baumwollstoff absieben.
3. Ich fülle das Öl in kleine Roll-on-Stifte. Die lassen sich hinterher gut reinigen und wiederverwenden. Auch ein Fläschchen mit Pumpspender ist gut geeignet, denn man braucht wirklich nur 1–2 Tropfen. Natürlich kann auch ein ganz gewöhnliches Gläschen verwendet werden.

Anwendung

Am Morgen einfach 1–2 Tropfen zwischen den Fingern verreiben und auf den oberen angefeuchteten Wangenknochen auftragen: Mit dem Ringfinger leicht vom äußeren Augenrand zum Augeninnenrand einklopfen.

KAFFEE WIRKT ENTWÄSSERND UND "WECKT" DEN STOFFWECHSEL, SO SOLLEN GESCHWOLLENE AUGEN ODER AUGENRINGE SCHNELLER VERSCHWINDEN.

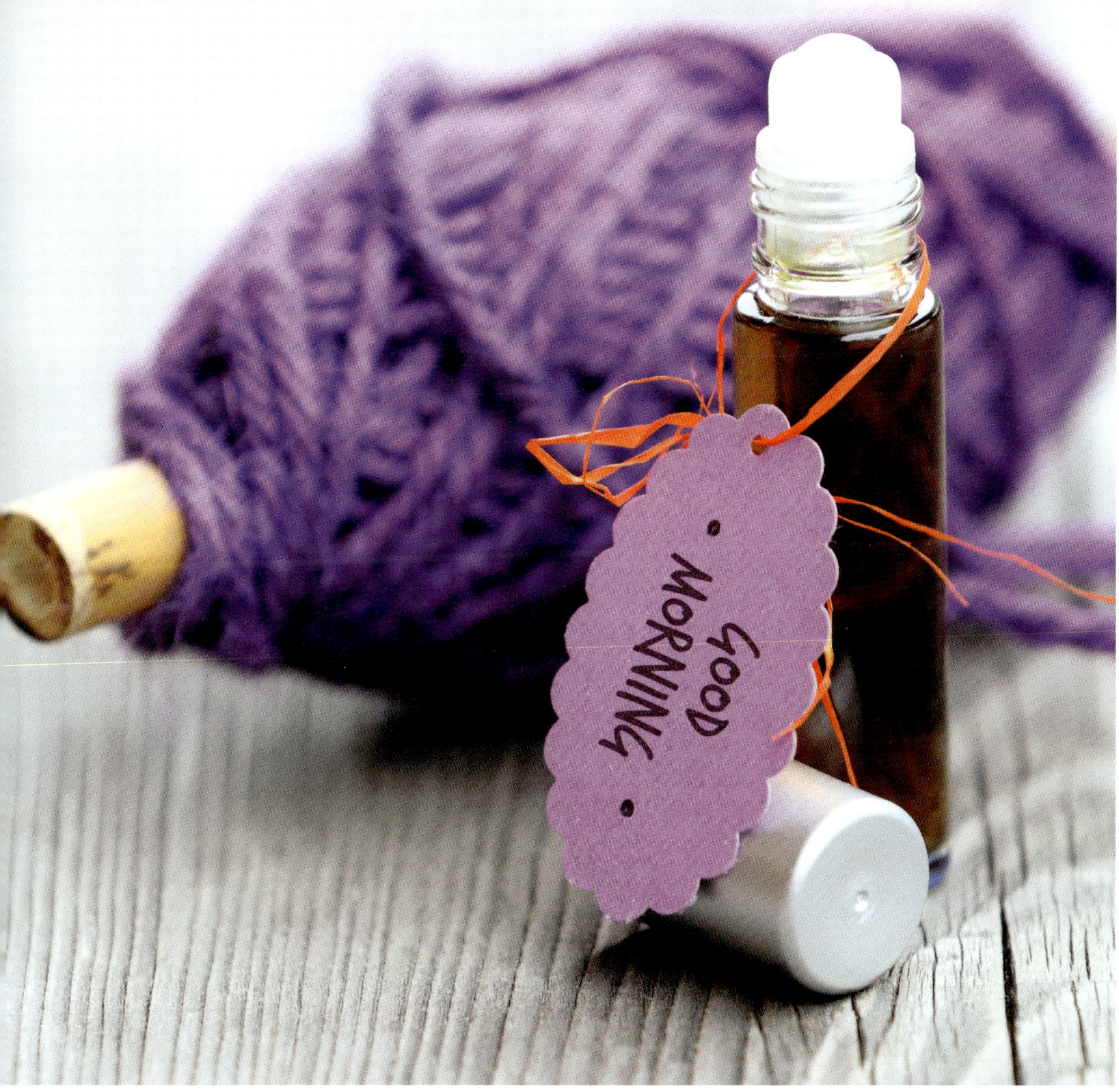

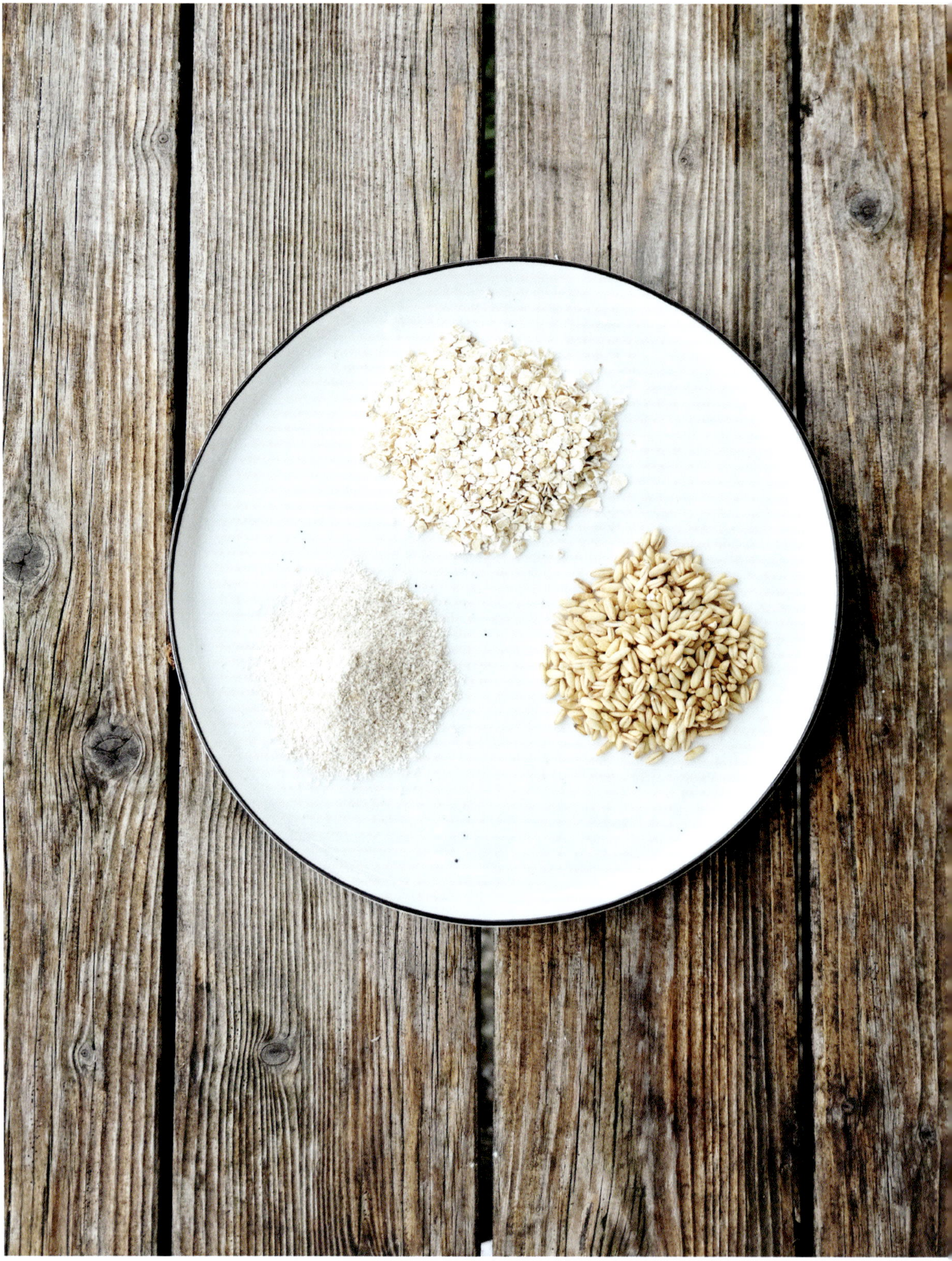

Hafer

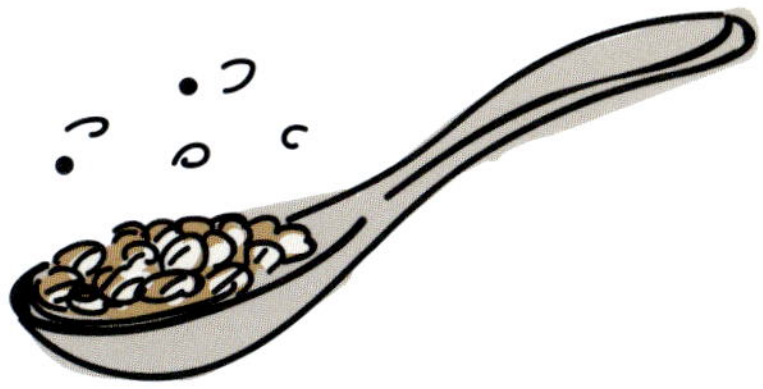

Oder: Porridge mal ganz anders!

Besonders im Winter braucht unsere Haut ab und zu einfach ein bisschen Extra-Zuwendung. Draußen ist es bitterkalt und drinnen laufen die Heizkörper auf Hochtouren.

Eine meiner Lieblingszutaten für die Küchenschrank-Hautpflege ist der Hafer. Ich mag ihn deshalb gerne, weil er straffend wirken soll – in meinem Alter ist das definitiv ein Thema ... Außerdem ist er sehr pflegend, beruhigend, spendet Feuchtigkeit und hat einen reinigenden Effekt. Hafer kann hervorragend als Peeling verwenden werden.

Haferflocken habe ich einfach immer zu Hause – spätestens seit meinem Auslandssemester in Irland – dort ist es bei vielen üblich, Porridge zum Frühstück zu essen. Mittlerweile kommt er ja auch bei uns wieder in Mode – viele Neuinterpretationen unseres Haferbreis sind mittlerweile in den Supermarktregalen zu finden.

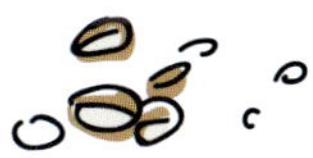

FACTBOX

Für alle Porridge-Liebhaber: Ihr braucht vielleicht ein bisschen Fantasie – aber ein Porridge – bspw. mit Apfel und „Bitterkakao“ (das reine Kakaopulver) schmeckt nicht nur hervorragend, sondern ist auch sehr pflegend, erfrischend, straffend, wirkt auf die Regeneration der Haut und und und ...

BASIS-REZEPT

EASY MORNING

MASKE/PEELING

- *1 TL Haferflocken*
- *2 TL Wasser*
- *1 TL Honig*

Zubereitung/Anwendung

1. Haferflocken und Wasser vermengen und für 10 Minuten quellen lassen.
2. Den Honig dazugeben und gut unterrühren.
3. Anschließend auf das Gesicht auftragen und 20 Minuten einwirken lassen.

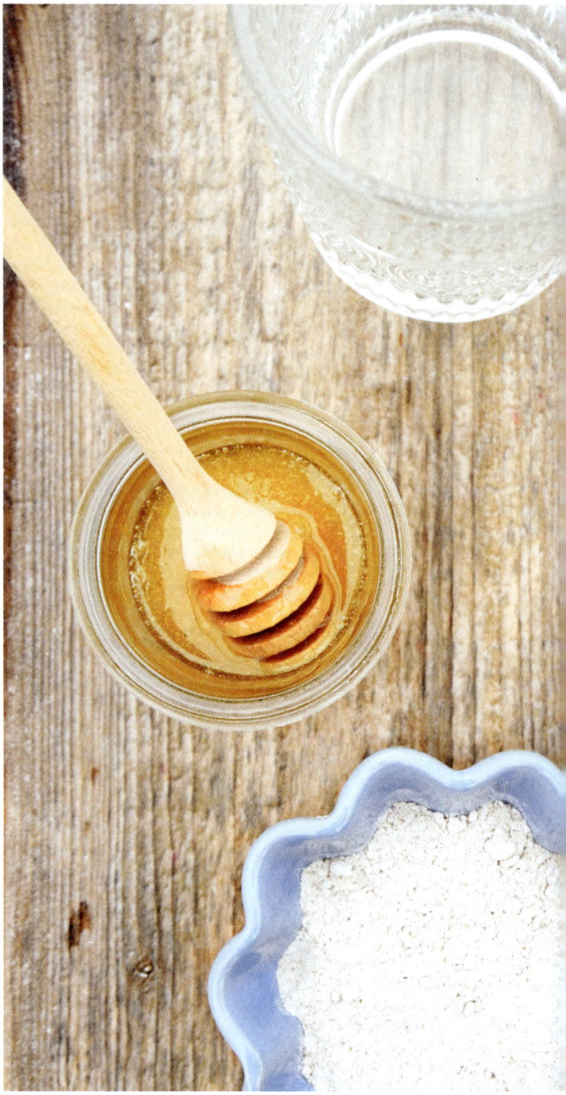

—> TIPP

Eigent sich auch als feines Peeling. Wie so oft ist auch in diesem Rezept Honig drinnen. Wer es lieber vegan hält, kann ihn einfach weglassen.

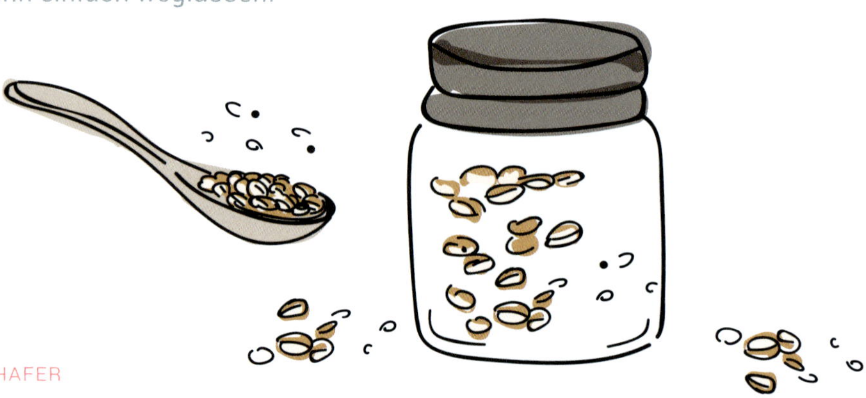

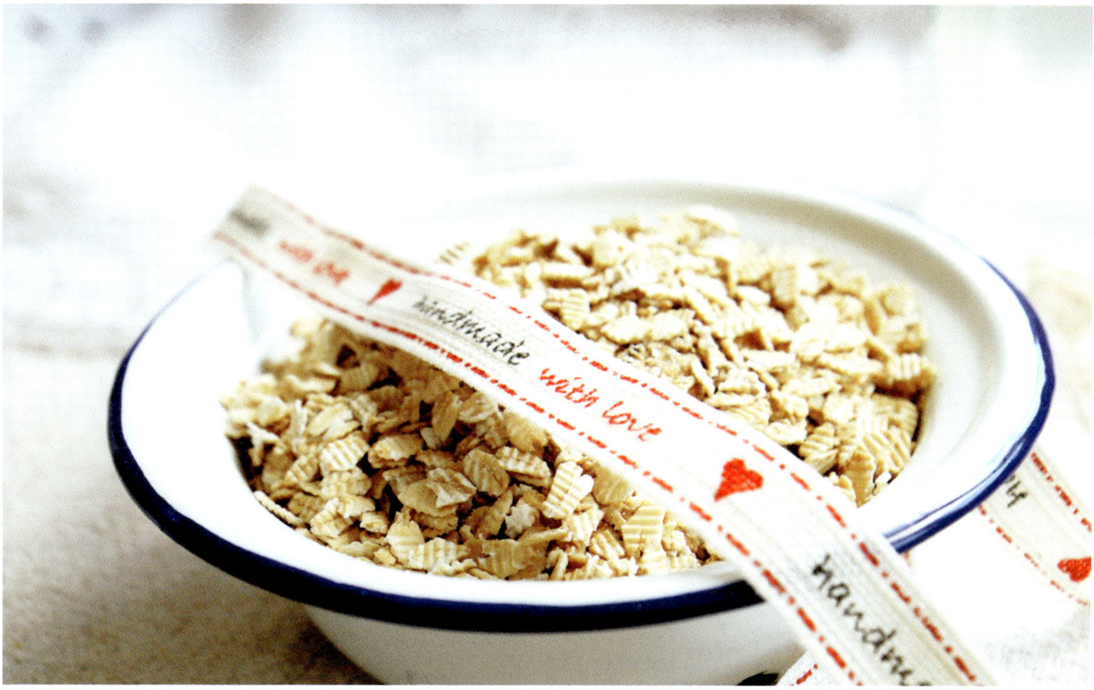

VARIANTEN

EASY MORNING
MIT SAHNE

Wer die Wasservariante nicht so mag oder mehr Pflege möchte, kann das Wasser einfach durch Sahne ersetzen: 1 EL Sahne und 1 EL Wasser.

EASY MORNING
MIT FRÜCHTEN

Zum Grundrezept einfach noch 1–2 EL Früchte hinzufügen: Von Äpfeln über Himbeeren, Erdbeeren oder Johannisbeeren ist alles möglich.

SPICY EASY MORNING

Und für die GewürzliebhaberInnen oder die, die einfach immer frieren: Wie wäre es mit einer Prise Zimt oder Nelkenpulver? Beide haben eine wärmende Wirkung und sind außerdem antibakteriell.

REZEPT

HONEY, HONEY, HONEY …

NÄHRENDE HAFERFLOCKENMASKE MIT HONIG UND HEILERDE

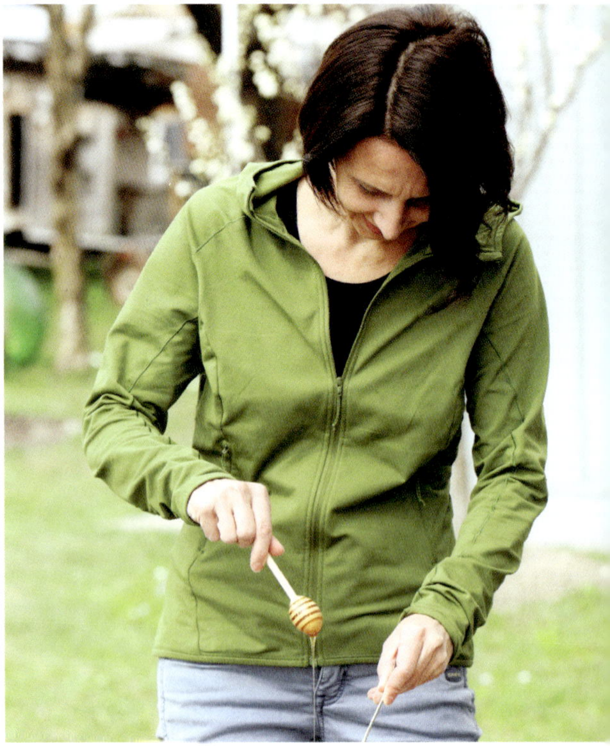

- *1 TL Hafermark oder zerkleinerte Haferflocken*
- *1 TL Heilerde*
- *2 TL Wasser*
- *1 TL Honig*

Zubereitung/Anwendung

1. Hafermark und Wasser vermengen und für 10 Minuten quellen lassen.
2. Heilerde dazugeben und zum Schluss den Honig unterrühren.
3. Anschließend für 20 Minuten auf das Gesicht auftragen und einwirken lassen.

→ TIPP

Die Konsistenz soll so sein, dass die Maske gut aufgetragen werden kann. Ist sie zu flüssig, könnte man noch ein bisschen Hafermark hinzufügen, ist sie zu krümelig, einfach noch vorsichtig Wasser unterrühren. Diese Maske lässt sich im Kühlschrank einige Tage aufbewahren.

Statt Wasser kann auch Tee verwendet werden – zum Beispiel mit Lavendel, Thymian oder Stiefmütterchen.

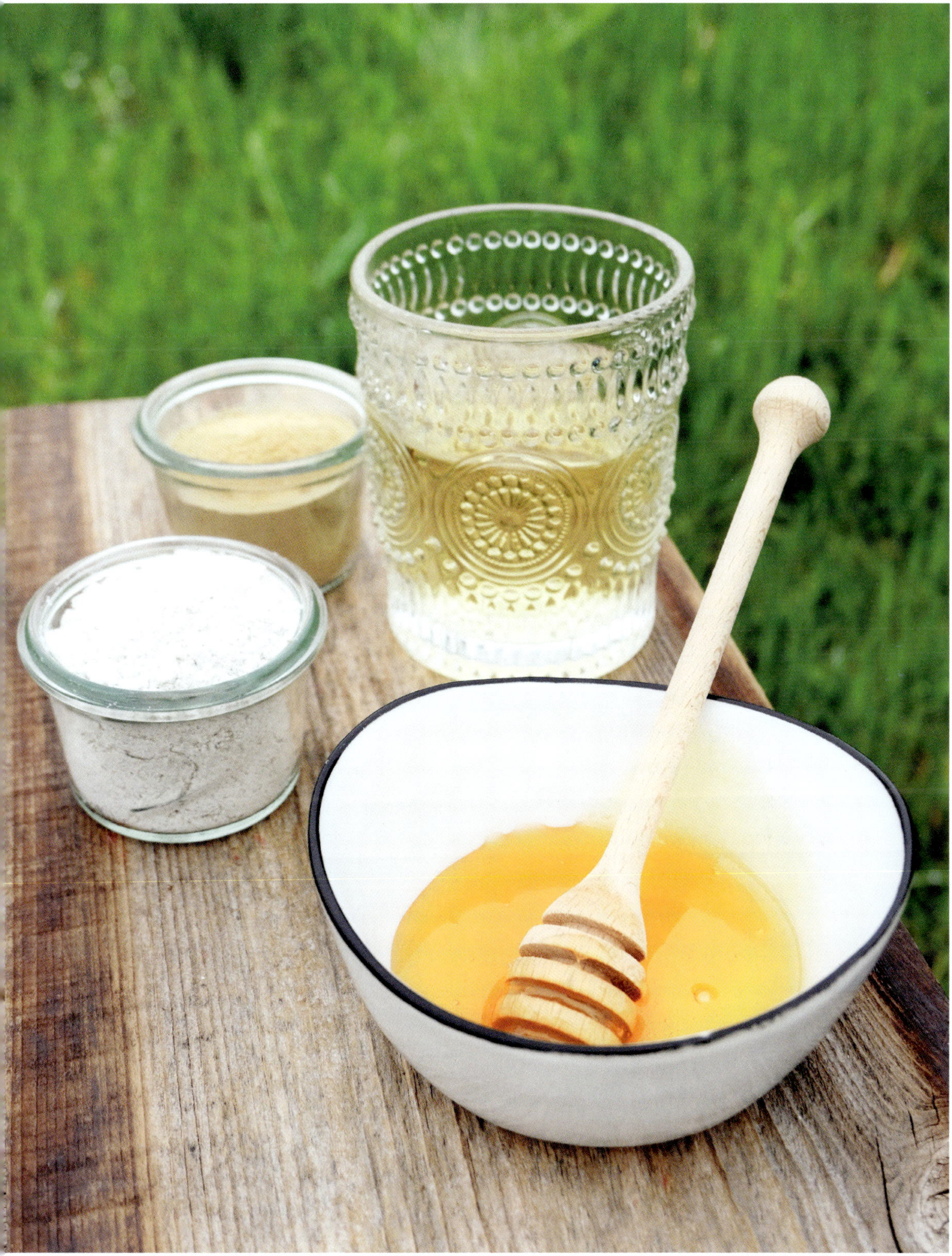

Mit den eigenen Händen etwas zu schaffen macht uns zufrieden. Wenn wir dabei etwas Sinnvolles tun oder anderen damit eine Freude machen können, gibt es uns noch einmal ein gutes Gefühl.

Die folgenden Ideen laden ein, selbst kreativ zu werden. Beim nächsten Anflug von Langeweile einfach mal zu Nähnadel und Faden greifen und aus ein paar alten Handtüchern Augenpads nähen. Oder statt Kaffee-Klatsch in der Stadt, mal ein Wohlfühlnachmittag mit den Freundinnen zu Hause?

Do-it-yourself

selbermachen!

Die Wellness-Idee

WOHLFÜHLNACHMITTAG FÜR TEENIES

Zur Einstimmung gibt es ein leckeres Botanisches Wasser mit Früchten (*Rezept siehe unten*).

Wir beginnen den Nachmittag mit der Gänseblümchen Kompresse Miss Daisy (*Rezept siehe S. 94*), sie bereitet die Haut gut vor auf die Freche-Früchtchen-Maske (*Rezept siehe S. 57*). Zu jedem Wohlfühlnachmittag gehört natürlich auch eine Massage: Deshalb gibt es zum Abschluss noch eine Honig-Handmassage (*Rezept siehe S. 122*)!

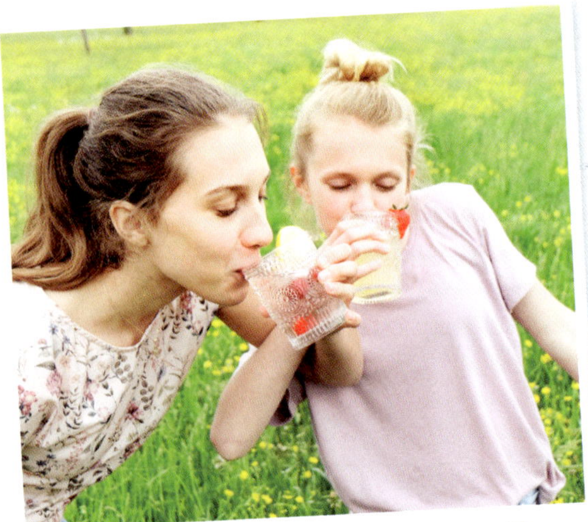

EIN LUSTIGER NACHMITTAG MIT VERWÖHNPROGRAMM!

REZEPT

BOTANISCHES WASSER

MIT FRÜCHTEN

- *1 Handvoll Kräuter der Saison (z. B. Melisse und Minze)*
- *1 l lauwarmes Wasser*
- *ein paar Freche Früchte (z. B. Himbeeren und Erdbeeren)*

Zubereitung

Die Kräuter mit 1 l Wasser übergießen, ein paar freche Früchtchen dazu und 30 Minuten ziehen lassen.

WOHLFÜHLABEND FÜR FRAUEN

Zum Einstieg empfiehlt sich je nach Jahreszeit ein Tässchen Melissentee mit Rosenknospen (Tee-Zubereitung siehe S. 23). Er entspannt wunderbar! Weil wir den Nachmittag den Füßen widmen, halten wir es im Gesicht einfach: Zum Start Honig pur (*Rezept siehe S. 121*) ins Gesicht, erfrischt, regt an und strafft. Während das süße Gold einwirkt, halten wir unsere Füße in die Buttermilch-Wonne (*Rezept siehe S. 134*). Wer mag, kann die Füße dann auch noch mit Kaffee pur (*Rezept siehe S. 154*) abreiben. Für alle Rosen-Liebhaberinnen: Nach dem Fußbad die Füße mit der nährenden Rosen-Lotion (*Rezept siehe S. 101*) eincremen. Und für die mit schweren Beinen gibt es alternativ Swinging Feet (*Rezept siehe S. 108*) – das sommerliche Beingel mit Steinklee. Abgerundet wird der Wohlfühlnachmittag mit einer Holunder-Basilikum-Bowle (*Rezept siehe unten*) und einem Petersilien-Giersch-Dip.

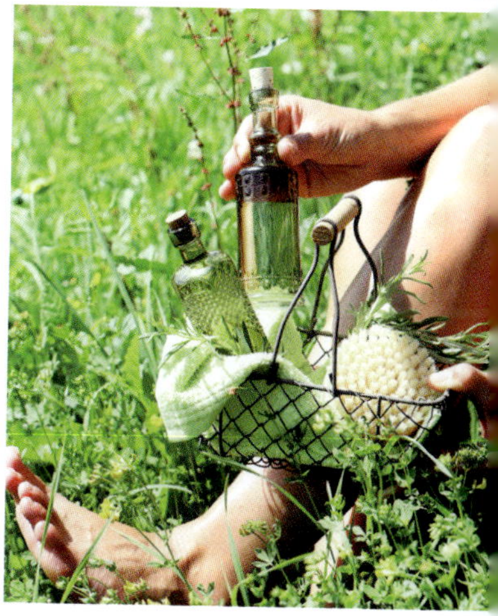

SO LÄSST ES SICH LEBEN!

REZEPT

HOLUNDER-BASILIKUM-BOWLE

- *½ l Holundersaft (trinkfertig)*
- *1 Flasche Sekt*
- *1 Handvoll Basilikumblätter*
- *3–5 EL Himbeeren, Erdbeeren, Apfelwürfel – nach Lust und Saison*

Zubereitung

Alle Zutaten bis auf den Sekt gut miteinander vermischen und für 30 Minuten stehen lassen. Kurz vor dem Genießen noch den Sekt hinzugeben.

HYDROLATE GANZ EINFACH SELBST HERSTELLEN

Ich liebe destillierte Pflanzenwasser! Sie sind vielseitig einsetzbar und je nach Pflanze nicht nur äußerlich für Haut und Haar, sondern auch in der Küche oder in Getränken eine wunderbare Ergänzung.

Viele sind der Meinung, dass für die Herstellung solcher Hydrolate eine Destille gekauft werden muss. Wer allerdings nicht regelmäßig destilliert, für den tut es auch eine Alternative aus dem Küchenschrank.

→ WICHTIG

Wer eine andere Topf-Variante wählt, muss darauf achten, dass der Deckel eine Wölbung hat und der Deckel-Griff nicht gerade ist. Er muss einen höchsten Punkt haben, damit – wenn er umgedreht auf dem Topf liegt, das Destillat vom Deckel in das Glas im Topfinneren tropfen kann. Wer keinen „Kartoffeltopf" hat, kann auch ein handelsübliches „faltbares" Dünstkörbchen („Dünsteinsatz") verwenden!

DESTILLIEREN

MIT EINEM KARTOFFELTOPF

Du brauchst dazu

- *Kartoffeltopf*
  Alternativ: Topf mit faltbarem Dünsteinsatz
- *Glas zum Auffangen des Hydrolats (ca. 100 ml, Durchmesser max. 50 % vom Kochtopf und darf höchstens so hoch sein, dass es den umgedrehten Deckel vom Topf nicht anhebt, da sonst der Wasserdampf/Hydrolat entweichen kann)*
- *120 g klein geschnittene Kräuter*
- *Wasser*
- *Eiswürfel (etwa ein mittlerer Kochtopf voll)*

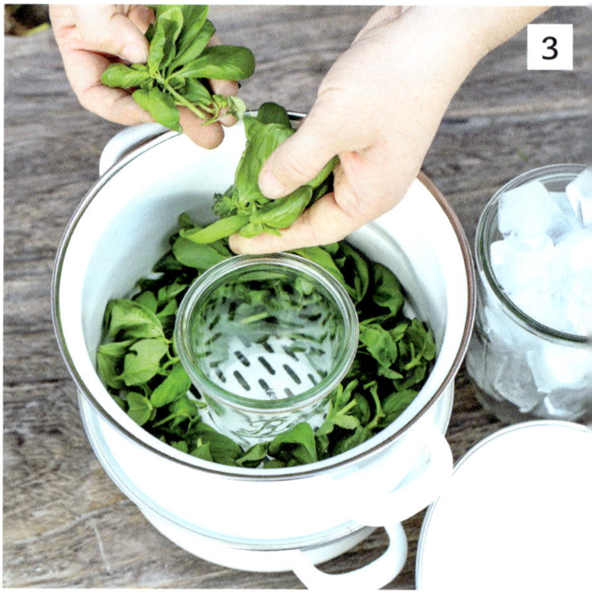

3

Anleitung

1. Den unteren Topf zu ⅔ mit Wasser füllen
2. Den 2. Topf-Teil mit dem integrierten Dünsteinsatz draufstellen und das Glas in die Mitte des Dünsteinsatzes platzieren.
3. Rund um das Glas die Kräuter verteilen.
4. Den Deckel verkehrt auf den Topf legen.
5. Die Herdplatte zwischen mittlerer und höchster Stufe einschalten, und wenn der verkehrte Deckel anfängt warm zu werden, die ersten Eiswürfel in den Deckel geben.
6. Mit einem kleinen Handtuch das geschmolzene Wasser aufsaugen und über einer Kanne für Gießwasser auswringen. Dabei immer wieder Eiswürfel nachlegen.
7. Wenn entsprechend der Menge des Pflanzenguts die Menge im Glas aufgefangen wurde, kann der Destilliervorgang beendet werden. Die Dauer ist genauso wie das Mengenverhältnis von den Kräutern, Wurzeln, Nadeln … abhängig.
8. Am besten in ein dunkles Gefäß abfüllen, gut verschließen und an einen kühlen, dunklen Ort stellen und reifen lassen (ca. 2–4 Wochen).

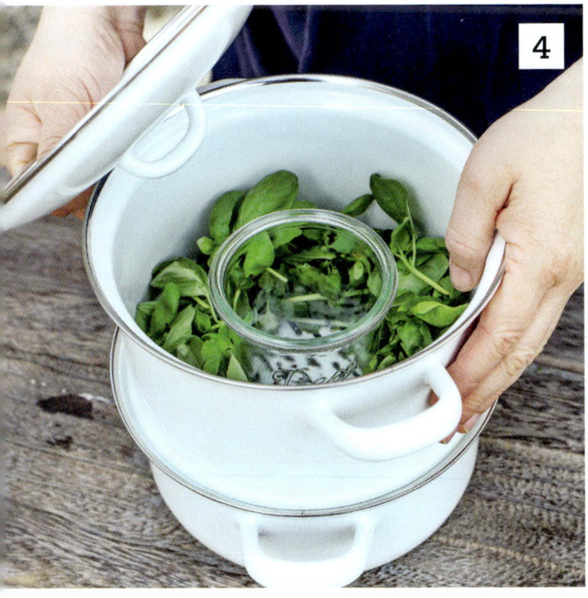

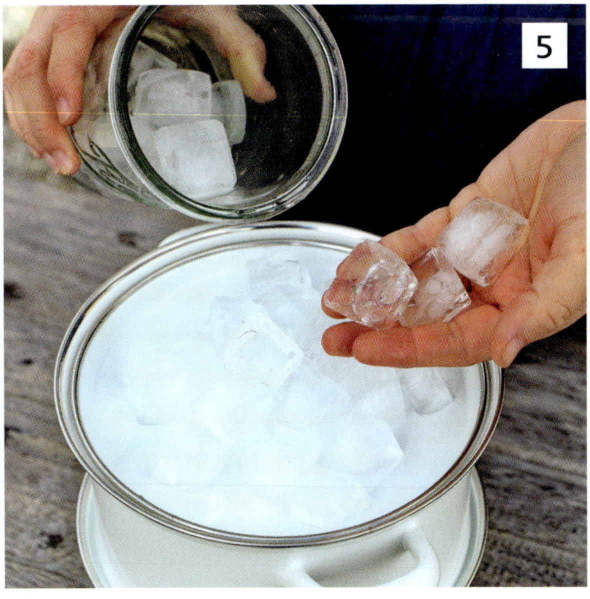

AUGENPADS GANZ EINFACH SELBST HERSTELLEN

Wer kennt das nicht:
Alte Handtücher, von denen wir uns nicht trennen können – „Sie sind noch zu gut zum Wegschmeißen" – eigentlich fallen sie schon fast auseinander. Sie eignen sich perfekt, um Augenpads, Kompressen oder Waschhandschuhe daraus zu nähen. Dafür ist keine näherische Meisterleistung erforderlich. Wenn allerdings gar kein Näh-Talent vorhanden ist, gibt es vielleicht jemanden, der da einspringen kann. Bei mir ist das meine Mama, die meine Näh-Ideen umsetzt.

ZERO WASTE

Das Material lässt sich bei Bedarf gut heiß waschen. Wir können die Pads also wieder verwenden und müssen somit keinen Müll produzieren …

AUGENPADS

NÄHANLEITUNG

Du brauchst dazu

- 1 altes Handtuch
- 1 altes Baumwolltuch (Geschirrtuch, Bettlaken, Tischdecke)
- 1 Stift
- 1 Kochlöffel
- 1 großes Glas/Tasse mit ca. 10 cm Durchmesser
- Nähnadel und Faden oder Nähmaschine

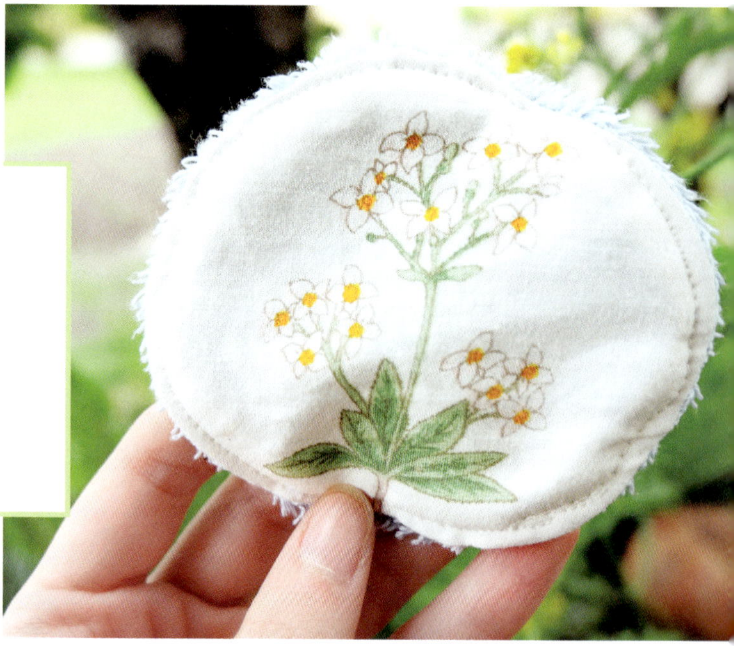

Anleitung

1. Für ein Abschmink-/Augenpad brauchst du je einen Kreis vom Handtuch und vom Baumwolltuch. Damit es schön rund wird, nimmst du das Glas oder die Tasse, stellst sie verkehrt auf den Stoff und zeichnest den Rand nach.
2. Nach dem Ausschneiden legst du die Stoff-Kreise so zusammen, dass die beiden Seiten, die am Ende sichtbar/außen sind, jetzt auf der Innenseite aufeinander liegen.
3. Nun nähst du die Kreise mit etwa 0,5–1 cm Abstand vom Rand zusammen, die letzten 3 cm lässt du frei.
4. Nun drehst du die Innenseite nach außen: Am besten mit dem Kochlöffel-Stiel oder einem Stift durch die 3 cm große Öffnung das Innere nach außen kehren. Je nach Stoff ist es hilfreich, den Pad zu bügeln, bevor die letzten 3 cm vernäht werden. Wem die Optik wichtig ist, näht nicht nur die letzten 3 cm zu, sondern kann mit der Nähmaschine oder von Hand den ganzen Pad nochmals abnähen.

TIPP
Die Pads sind vielseitig verwendbar: Zum Abschminken, als Augenkompresse oder auch zum Auftragen von Lotionen, Masken oder Peelings.

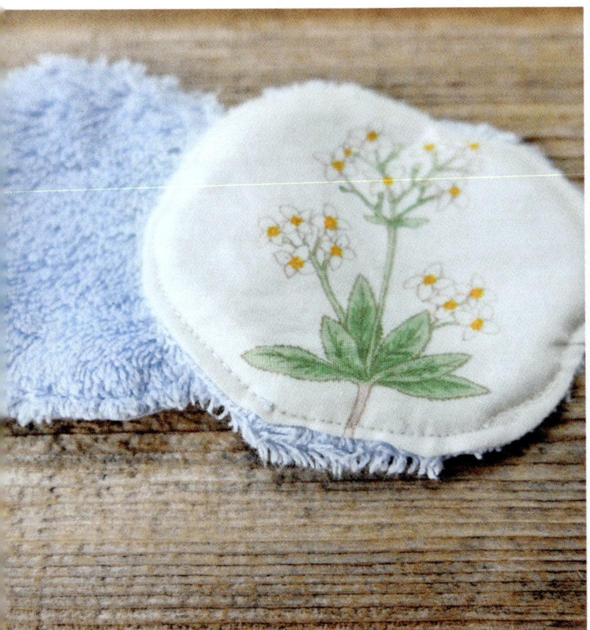

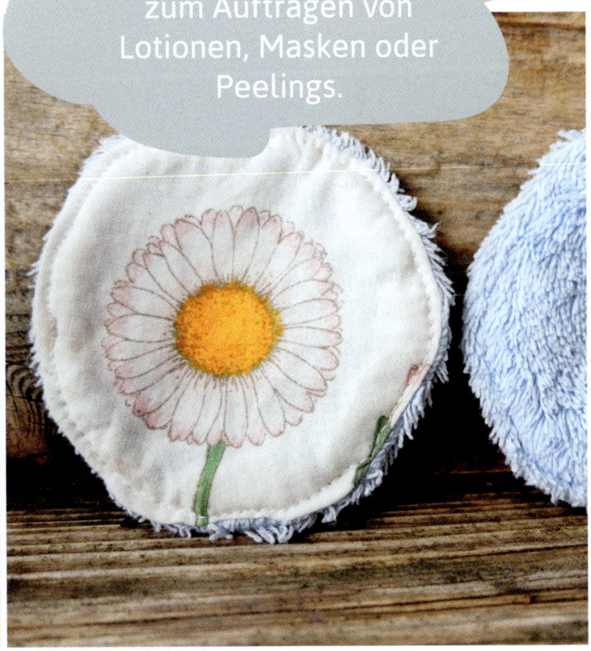

LITERATURLISTE

- Adler Dr. med., Yael: Hautnah – alles über unser größtes Organ. Droemer Verlag 2016
- Aichele, Spohn: Was blüht denn da? Der Fotoband, Kosmos Verlag, Stuttgart 2010
- Apotheker M. Palow: Das große Buch der Heilpflanzen, Gesund durch die Heilkräfte der Natur, 2013
- Axt-Gadermann Prof.in, Michaela, Axt Prof. Dr., Peter: Skin-Food: Mit der richtigen Ernährung zu strahlend schöner Haut, Herbig 2017
- Busch, Marlies: Natürlich schön und gesund, Aus Liebe zum Landleben, Dort-Hagenhausen-Verlag, München 2011
- Bühring, Ursel & Sonn, Annegret: Heilpflanzen in der Pflege, 2. Auflage 2013
- Bühring, Ursel, Ell-Beiser Helga, Girsch Michaela: Heilpflanzen für Kinder, Gesundheit aus der Natur, Ulmer 2015
- Bühring Ursel: Alles über Heilpflanzen, erkennen - anwenden und gesund bleiben, Ulmer Verlag 2007
- Busch, Marlies: Natürlich schön und gesund, Dort-Hagenhausen Verlag München 2011
- Dippelreither, Reinhard: Das Honig Koch Buch, Leopold Stocker Verlag, 2005
- Fischer-Rizzi, Susanne: Botschaft an den Himmel, Anwendung, Wirkung und Geschichten von duftendem Räucherwerk, AT Verlag, Aarau 2001
- Fischer-Rizzi, Susanne: Das Große Buch der Pflanzenwässer. Pflegen, heilen, gesund bleiben mit Hydrolaten. AT Verlag Aarau, München 2014
- Goehl, Konrad: Avicenna und seine Darstellung der Arzneiwirkungen. Deutscher Wissenschafts-Verlag 2014
- Grünwald, Dr., Jörg/Jänicke, Christof: Grüne Apotheke. Das Standardwerk zur Pflanzenheilkunde. Gräfe und Unze Verlag, München 2015
- Hensel Dr. Wolfgang: Welche Heilpflanze ist das? Franckh-Kosmos Verlags-GmbH & Co KG, Stuttgart 2014
- Henze, Christian: Das Handbuch der Kräuter- und Gewürzküche. Club Premiere 2008
- Hirsch Siegrid & Grünberger Felix: Die Kräuter in meinem Garten, Freya Verlag 2013
- Houdret, Jessica: Die große Enzyklopädie der Kräuter, Anbau – Pflege – Verwendung, 2008
- Kraus Dr., Christina: Natürlich schön. Naturkosmetik leicht gemacht. Edition Michael Fischer GmbH 2015
- Mayer Dr., Gottfried/Goehl Dr., Konrad: Kräuterbuch der Klostermedizin. Der „Macer Floridus" Medizin des Mittelalters. Reprint Verlag, Leipzig 2003
- Mix, Detlef: Die Heilkraft des Honigs, 6. Auflage, HERBIG Hausapotheke 2012
- Nedoma, Gabriela: Grüne Kosmetik. Bio-Pflege aus Küche und Garten. Freya Verlag 2014
- Postl, Angelika: Skript Naturkosmetik, Alberschwende 2014
- Storl, Wolf-Dieter: Pflanzen der Kelten, Heilkunde – Pflanzenzauber – Baumkalender, AT Verlag, 6. Auflage, 2009
- Urbanovsky, Claudia: Der Garten der Druiden, 2008
- Von Braunschweig, Ruth: Pflanzenöle. Qualität, Anwendung und Wirkung. Stadelmann Verlag 2012
- Wintgen, Siegfried/Webersberger, Regina: Traditionelle Europäische Medizin. Das große Praxisbuch der westlichen Heilkunst. Kneipp Verlag, Wien 2015

QUELLEN IM INTERNET

Agrest

» https://www.elmar-lorey.de/Agrest/Gesundheitsratgeber.htm (aufgerufen am 6.3.19)

» https://www.elmar-lorey.de/Agrest/index.htm (aufgerufen am 6.3.19)

Antioxidantien

» https://www.desired.de/beauty/schoene-haut/anti-aging/antioxidantien/ (aufgerufen am 5.3.19)

Geschichte der Gesichtspflege

» https://www.haut.de/haut/gesichtspflege/historie/ (aufgerufen am 26.2.19)

Ätherisches Rosmarinöl

» https://www.rosmarinoel.net/hautpflege/ (aufgerufen am 6.3.19)

Kartoffel in der Hautpflege

» https://bessergesundleben.de/rohe-kartoffel-auf-der-haut-haben-viele-vorzuege/ (aufgerufen am 7.3.19)

Lycopin

» https://www.verbraucherzentrale.de/wissen/lebensmittel/nahrungsergaenzungsmittel/lykopin-das-tomatenvitamin-8567 (aufgerufen am 24.2.2019)

No poo

» https://www.welt.de/gesundheit/article166712929/Shampooveraechter-uebersehen-eine-wichtige-Tatsache.html (aufgerufen am 26.2.19)

Schokolade

» https://naturalbeauty.de/magazin/magazinarchiv/zeigen-sie-ihre-schokoladenseite/ (aufgerufen am 5.3.19)

Milchprodukte

» https://naturalbeauty.de/magazin/magazinarchiv/weiss-wie-schnee-milch-sahne-co-fuer-geplagte-winterhaut/ (aufgerufen am 5.3.19)

Danke

Wie immer gibt es im Hintergrund einige gute Geister: La Familia – oder die, die für uns einfach dazu gehören: Cornelia, Reingard, Barbara, Sieglinde und Mama – beim Fotoshooting in der Küche oder vor der Kamera, beim Nähen von Sonderwünschen – ich bin dankbar für eure Unterstützung.

Natürlich auch an die kleinen, sehr geduldigen „Models", die auch bei weniger angenehmen Temperaturen ausharrten, ein DANKE: Nico, Jana, Sarah und Leonie. Und Caro, du bist nicht nur vor, sondern auch hinter der Kamera zauberhaft!

Und Jones: Du hast mein Bücher-Chaos in der „heißen Phase" geduldig ertragen. Merci!

Danke an unsere Kooperationspartner: Firma Weck mit ihren REX-Gläsern, SPAR Vorarlberg für die Bio-Lebensmittel, Brauerei Frastanz und Edith's – Scandinavian Living aus dem Bregenzerwald und RIESS Emaille-Manufaktur aus dem Mostviertel.

weiteres Bildmaterial © Fotolia: kebox1 (Hintergrund S.3), Anna Sokol (Hintergrund S.3–7), p-fotography (S.22 oben), Sandra Thiele (S. 24 oben), 5second (S.58), Madeleine Steinbach (S.104), Jenny Sturm (S.25 oben),

Über die Autorin

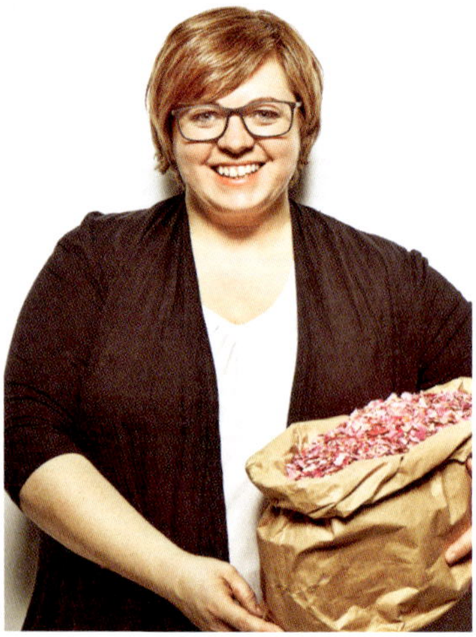

Die Vorarlbergerin Iris Therese Lins absolvierte nach ihrer Ausbildung zur dipl. Krankenschwester ein BWL-Studium. Als Ausgleich diente die Kräuter- und Naturkosmetik-Welt. Es folgten die Ausbildung zur Kräuterpädagogin, diplomierten Kräuterexpertin (FNL) und Grüne-Kosmetik-Pädagogin.

2010 gründete sie mit einer Freundin das „Kräuternest" – eine Kräuterwerkstatt für Kinder & Jugendliche, in der mittlerweile auch viele Erwachsene zu Gast sind. In der „Weibsbild-Rührwerkstatt" wird dann in Frauen-Runden auch viel gerührt – ganz nach dem Motto „Vom Garten auf die Haut".

freya

Ein weiteres Buch der Autorin erschienen bei: **www.freya.at** **www.freya-verlag.de**

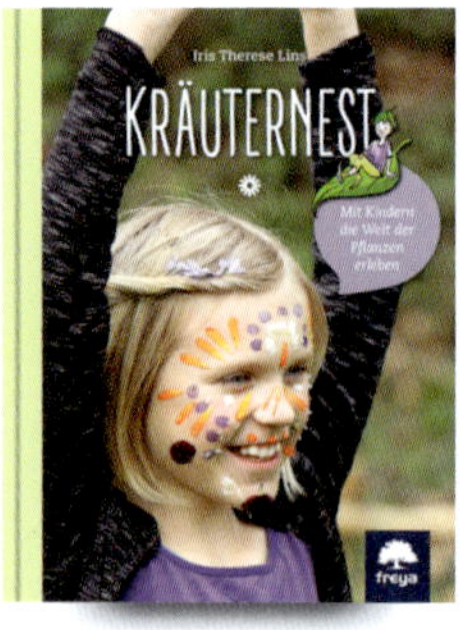

Kräuternest

Mit Kindern die Welt der Pflanzen erleben

21 Kräuter und Pflanzen stellt die diplomierte Kräuterpädagogin in diesem seltenen Kinderkräuterbuch zum Vor- und Selberlesen vor. Kindgerechte Erklärungen der lateinischen und volkstümlichen Namen wechseln sich ab mit Beschreibungen der zu verwendenden Kräuterteile, Sagen und Märchen rund um die jeweilige Pflanze kommen der kindlichen Fantasie entgegen. Eine gute Gelegenheit, Wissen über unsere Heilpflanzen auf verständliche Art und Weise unseren Kindern weiterzugeben.

ISBN 978-3-99025-268-0